薬剤師の読む
枕草子

医薬情報研究所／㈱エス・アイ・シー
堀　美智子

アルタ出版

表紙イラスト　山田　勝誉

はじめに

二〇〇五年冬。
私は、中外製薬株式会社から発行されている
薬剤師向けの機関誌『Farma Chugai』に、一年間、
薬剤師としての思いを綴るような内容でと、原稿の依頼を受けました。
一年で四回分。一年間か…。春、夏、秋、冬。
春は曙…。そんな言葉がふと頭に浮かんできました。
四季を入れ込んで…。
枕草子を最初に持ってきて、原稿を書いてみよう。
そんな思いつきで四回分の原稿を書き終えました。

ところが一年で終える予定だった原稿ですが、
思いもかけず、続けて書かせていただけることになりました。

さあ大変！　なにせ私は、枕草子は、この段しか知らなかったのです。
どうする…連載。
書店に行き、タイトルに枕草子とある書籍をすべて購入し…。
にわか文学おばさんに変身した私は、
すっかり清少納言という人に、夢中になってしまいました。
大胆不敵にも、
私は、自分が遭遇する様々な事象を彼女だったら…なんて、
と、考えながら、気分はすっかり清少納言。
彼女の、聡明で鋭い観察眼には、及ぶべくもありませんが、

はじめに

薬剤師としての思いを季刊誌に
「薬剤師のまなざし」というタイトルで綴ってきました。
そして、その七年間にわたる連載を一冊の本にまとめたのが本書です。

本書を手にとってくださった方には、
枕草子に記された、
いつの時代にも変わることのない人間の本質や、
清少納言の魅力にふれながら、
一人の薬剤師の思いを知っていただけたら幸いです。

二〇一三年八月

堀　美智子

目次

本書各章に引用の『枕草子』原文および現代語訳は、左記書籍より許諾を得て掲載しました。

◆1〜10、12〜26
『新版 枕草子』上・下巻、石田穣二 訳注、角川ソフィア文庫、一九七九年・一九八〇年・

◆11、27、28
『枕草子［能因本］』、松尾聰・永井和子 訳注、笠間文庫、二〇〇八年・

本文引用をご承諾いただきました石田百合子氏、笠間書院に御礼申し上げます。
なお、原文末尾記載の段数表記は右記書籍の章段分けに準じています。

1. 夜明けと睡眠薬／春は、曙…

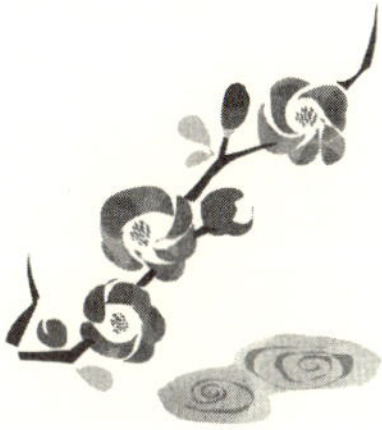

春は、曙《あけぼの》。やうやう白くなりゆく、山ぎはすこし明《あか》りて、…

（第一段）

春は、曙。ようやくあたりも白んでゆくうち、山の上の空がほんのり明るくなって、…

眠れない夜を過ごした朝、
窓からの次第に明るくなってくる景色を見ながらふと口ずさんでみる。
また、忙しい一日が始まる。

睡眠不足のこの頭では、仕事の効率が落ちるのでしょうね。
調剤ミスやうっかり判断ミス。
医療関係者に限ったことではありませんが、
万全の体制で仕事に臨む。
もちろん遊びに対しても。大切なことです。
でも、眠れない夜を過ごす患者さんも多くいらっしゃいます。
やっと明けた夜にどんな気持ちを抱かれるのでしょうか。
「眠るという、ごく当たり前の行為。それすらできないなんて、私、やはり人間失格ですよね」と、さびしそうに微笑むAさん。
眠れない夜を過ごすのはつらいものです。
そしてそれだけでなく、日中の生活にも支障をきたします。
あのチェルノブイリの原発事故、
スペースシャトル・チャレンジャー号の事故なども、
その原因の一つに、関係者の睡眠障害があったとされています。
薬剤師は、眠れない夜をどう過ごしているのでしょうか。
「睡眠薬。それは癖になるといけないから飲みませんよ。」
そんな声を発する薬剤師もいそうです。
もちろん、不眠なんかに縁の無い薬剤師は、
眠れないつらさも、不眠による日常生活への影響も、
理解できないかもしれません。

薬剤師は薬を専門とする仕事。

睡眠薬の安全性は、昔の薬とは比べものにならないほど高いものとなりました。

しかし、やはり副作用は問題です。

ハングオーバー、前向性健忘、奇異行動、常用量依存、日中不安、突然の中止による反跳性不眠…。

様々な副作用が頭に浮かびます。


薬剤師は睡眠薬について多くの情報を持っています。

睡眠薬について知っています。

私は、以前、大学の医薬情報室で仕事をしていました。

多くの医薬情報に囲まれていました。

化学物質としての睡眠薬について知っていました。
できれば飲まない方がよい薬と認識していました。

今、私は、公園前薬局（東京都八王子市）で店頭に立っています。
眠れない多くの患者さんに接しています。
睡眠薬が、眠れないつらさから
患者さんを救ってくれることを知りました。
眠れるようになったことで明るく過ごされている
患者さんを知りました。
でも、そんな患者さんでも、
睡眠薬の服用に一抹の不安を抱いている方が多いことも、
さらに、どうしたらいいのと思うほど

睡眠薬が長期処方されている患者さんの存在も知りました。
睡眠薬が複数の医療機関から出され、重複している70歳過ぎのBさん。
薬の重複に気づき、医師への確認。
薬が減ったことを彼女に説明。
「お願いです。お願いです。睡眠薬を出してください。
睡眠薬を減らさないでください。」
私に手を合わせ、睡眠薬を求める彼女。
家族から疎《うと》まれ、夜の9時には睡眠薬を服用して眠る彼女。
朝4時に目覚め。音を立てないように、
他の家族に迷惑をかけないように。
他の家族を起こしてしまわないように。
彼女は、明け方、もう一度睡眠薬を飲みます。

私は、やっと薬としての睡眠薬について
わかってきたような気がします。
睡眠薬も他の多くの薬と同じです。
必要な人が、必要なときに、副作用に注意しながら飲む。
当たり前のことです。
最近、私は睡眠薬を服用している患者さんに問いかけています。
「お薬で何か不安なことがありますか。
眠れない理由がおありですか。」と。
患者さんから語られる、眠れない理由。
睡眠薬を飲まなければいられない、様々な理由。
睡眠薬や、薬剤師の介入で決して解決することのできない問題…。
でも、薬剤師として、少しでも睡眠薬や、

患者さん一人ひとりを理解し、患者対応したいと思います。

「春は、曙…。」

春は夜明けが素敵です。

白くなり始めた景色や、太陽の光を見つめて、一日を始めたいと思います。

睡眠障害対処12の指針

1 睡眠時間は人それぞれ、日中の眠気で困らなければ十分
2 眠たくなってから床に就く、就床時刻にこだわりすぎない
3 光の利用でよい睡眠
4 刺激物を避け、眠る前には自分なりのリラックス法

5　同じ時刻に毎日起床
6　規則正しい三度の食事、規則的な運動習慣
7　昼寝をするなら、15時前の20～30分
8　睡眠中の激しいイビキ・呼吸停止や足のぴくつき・むずむず感は要注意
9　睡眠薬代わりの寝酒は不眠のもと
10　眠りが浅いときは、むしろ積極的に遅寝・早起きに
11　十分眠っても日中の眠気が強い時には専門医に
12　睡眠薬は医師の指示で正しく使えば安全

（厚生労働省　精神・神経疾患研究委託費　睡眠障害の診断・治療ガイドライン作成とその実証的研究班、二〇〇一年度研究報告書より）

（二〇〇六年四月　記）

2. 蛍のような光でも／夏は、夜…

夏は、夜《よる》。月のころはさらなり、闇《やみ》もなほ、螢《ほたる》の多く飛びちがひたる。また、ただ一つ二つなど、…

（第一段）

夏は、夜。月のあるころはもちろん、月のない闇夜《やみよ》で
もやはり、螢《ほたる》がたくさん乱れ飛んでいる風情。また、
ほんの一つか二つ、…

夏、暑いですよね。
冷房などなかった時代。やはり夏は、夜がよかったのでしょうね。
星や月は、どのように見えたのでしょうか。
蛍もいっぱい飛び交っていたのでしょう。
暗闇の中で光る蛍。きっと幻想的でしょうね。

私たちは、病や様々な苦しみの中にあるとき、自分の置かれた状況が、
まるで出口の無い暗闇の中にいるように感じるときがあるものです。
治療法の無い疾病。
しかし、その疾病に効果があるらしい、
その疾病の治療薬について、わずかな光が見えてきたとき、
その疾病を抱えている患者さんや家族は、

どんな思いでそのニュースを聞くのでしょうか。
たとえ夜明けにつながる光でなくても、
すぐに消え去る蛍のような光でも、追い求める。
当たり前のことです。

古来から、人間は治療の光を求めて、
様々なものを利用し、発見してきました。
紫河車《しかしゃ》。中国で使用されてきた薬で、人の胎盤の乾燥品。
虚弱体質の改善や精力増強、
不妊症の治療などに用いられていたようです。
ホルモンという概念さえない時代から、
それらを巧みに利用していたのでしょう。

科学、遺伝子工学の進歩は、
様々なホルモンや生体物質の発見とともに、
それらの量産化にも成功してきました。
ステロイド、インスリン、成長ホルモン、抗利尿ホルモン、
男性ホルモン、卵胞ホルモン、黄体ホルモン、エリスロポエチン…。
これらの発見や製剤化は、多くの患者さんを救っています。
自己免疫疾患、喘息、糖尿病、小人症、夜尿症、
更年期障害、不妊症…。
医学の進歩は、腎機能が障害された人も、
人工透析で救命できるようになりました。
そしてエリスロポエチンは、
透析施行中の貧血から患者さんを救いました。

さらに、この製剤は、手術前の自己血輸血もより行いやすいものとし、
輸血を介して引き起こされる疾病に対する不安から
救ってくれています。
医学や科学の進歩は、病める人に光を与え、
その病の苦しみから解放するものです。

一方、人間は健康に過ごしたいといったことだけでなく、より強く、
より美しくありたいと、その欲望はとどまることがありません。
小人症から救ってくれた成長ホルモンも、
今、インターネットで検索すれば、
アンチエイジングに関したサイトが数多く検索されてきます。
ホルモンや生体物質。

より強く、より美しく、より若くあるための活用。
でも悲しいのは、スポーツ競技における不法な使用。
オリンピックでは、毎回、ドーピングが大きな問題になります。
世界アンチ・ドーピング機構（ＷＡＤＡ）は、
禁止物質のリストを公表しています。
ステロイドもエリスロポエチンも成長ホルモンも禁止薬物。
ドーピングのテクニックもますます巧みになってきています。
遺伝子ドーピングまであります。

知識、技術、科学の進歩は、様々なものを生み出しています。
でも、それらを使いきる人間そのものは、
進歩してきているのでしょうか。

薬の開発。
その使用は、病める人に光を与えるものでなければなりません。
病める人や家族の心につけこんだインチキ健康食品。誇大広告…。
薬の誤った使用。
人が持つ、より強いもの、美しいものにとの欲望は、
古来からなんら変わってきていない。
いえ、より強くなってきたように思えます。
医学や科学の進歩。
それとともに、それらを使い切る知恵と倫理観をも、
高めていくことが必要です。
人は、進歩しなければいけないはずです。
薬剤師として、薬の使用に関しての良心でありたいと思います。

現在の生活はどんどん便利になってきました。
暑い夏でも、部屋の中には、冷たい空気。冷たい水。氷。
これらは、いつだって手に入ります。
でも一歩外に出れば、夜は熱帯夜。星もあまり見えません。
蛍をウリにしている東京のホテル。でもそれは電子ボタル…。
便利な生活。
それと引き換えに私たちは、何を無くしていくのでしょうか。
自然の中に生かされている自分を感じることもなく、欲望のままに…。

（二〇〇六年七月 記）

3. 輝きのとき／秋は、夕暮れ…

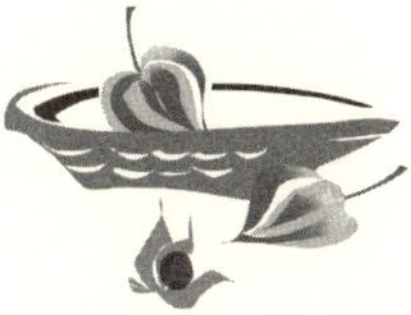

秋は、夕暮。夕日のさして、山の端《は》いと近うなりたるに、烏《からす》の、寝どころへ行《ゆ》くとて、三つ四つ二つなど、飛び急ぐさへ、あはれなり。まいて、雁《かり》などのつらねたるが、いと小さく見ゆるは、いとをかし。日入り果てて、風の音《おと》、虫の音《ね》など、はた、言ふべきにあらず。

（第一段）

秋は、夕暮。夕日がさして、もう山の頂に落ちかかろうとするころ、烏《からす》がねぐらに帰ろうとして、三つ四つ二つと思い思いに、帰りを急ぐ姿までも、哀れを誘う。ましてや、雁《かり》などの列を作ったのが、小さく小さく空の遙かをわたって行くのは、とても趣がある。日が落ちてしまってからの、風の音、虫の音《ね》など、これはもう改めて言うまでもない。

秋は夕暮れが素敵です。
岐阜の田舎で育った私は、夕暮れという言葉を聞くと、
夕焼けとともに、小学校の校庭や、お寺の鐘の音、
懐かしい童謡、「カラスと一緒に帰りましょ…」など、
何の苦労もなく、無邪気に歌っていた幼いころの自分が、
映像として浮かんできます。
辺りを赤く染める夕焼け。
まるで一日を終えるフィナーレのような美しさ。
そして、四季の移ろいのなかで、秋は美しくもあり、
またもの悲しくもあります。
人生の秋に差しかかったとき、
多くの女性は、一体どんな思いを抱くのでしょうか。

更年期障害。関節痛、ホットフラッシュ、動悸、物忘れ…。
様々な症状が、あなたはもう若くないのよと、
ささやきかけてくるようです。
女性ホルモンの枯渇が、こんなにいろいろな事象を引き起こすことの
原因になるとは…。
一人になったとき、ふっと感じる女性でなくなっていくような寂しさ。
私と同じような思いを抱く女性もいらっしゃるのでしょうね。

若いころの私、育児に振り回されていた私、
両親の病と死に遭遇した私。
そして今、私は更年期を迎え、
自分自身を見つめるようになってきました。

私の更年期症状は、女性ホルモン様作用を有するサプリメントが、
少し軽くしてくれました。
ホルモン補充療法は、まだ必要無いようです。
私の身体は、これからどんな変化をしていくのでしょうか。

いつまでも若く美しくありたいと願う人たち。
寝たきりになりたくない。平均寿命と健康寿命。その差は…。
食事や運動に気をつかい、テレビの健康番組に翻弄される人々。
そしてまた、それに翻弄される薬剤師…。
でも、これって変だと思いませんか?
なぜ、テレビ番組で取り上げられた
サプリメントのブームに振り回されるの。

なぜ、マスコミは、薬に関しての
ネガティブキャンペーンみたいなことをするの。
寝たきりの人に骨粗鬆症の治療は、いらない。医療費の無駄。
それって、ホント？
寝たきりの患者、オムツを交換したら骨折。
それは、患者にとって、痛みを伴う日々につながります。
薬剤師として、いつも冷静に、医療をいつも自分のこととしてとらえ、
取り組んでいきたいと考えています。
どんなときにも、医療人としての、
薬剤師のまなざしを忘れないでいたいと思います。

アンチエイジング。

テレビで微笑みかける同世代の女優の妖艶な美しさ。
なぜか、別世界のことのように思えます。
なりふりかまわず仕事に没頭してきた自分を、ふと振り返ってみる。
いつまでも若く見られたい。
でも、年を重ねたからこそ出てくる人としての魅力もあるはず。
華やかな、女優のようではなくても、
一人の女性としての様々な経験は、
患者さんやお客様の置かれた立場を理解するのに役立ちます。

「そうそう、私もそうだった。」

育児ノイローゼ。ミルクを飲まない子供。

わけもなく涙が出た日々。

一人の女性としての人生の経験を、
店頭での患者さんとの対応に生かしたいと思います。

薬局店頭での患者さんとの会話。
薬局は、患者さんから、寂しさや悩みがさりげなく語られる場所でもあります。
患者さんが語られる物語、それらに耳を傾け、何か助言をするとき、
共感を持って聞くことが、患者さんのためだけでなく、
私自身の心の癒しにもなるようです。
そして、年配者からは、これからの自分を学べるようにも感じます。

元気ではつらつとした患者さん。93歳。女性。骨粗鬆症治療中。

どんなときにも前進したいと、仲間同士での様々な活動。
「あと一歩の会」の会長さん。
私も彼女のように輝いていられたら。

今、私の人生は秋。秋、真っ只中。
今までの経験が、輝くとき。
今までの経験が生かせるとき。
夕焼けのように、ほっとする。
ねぐらに帰るときのような、安らぎを与えられる。
そんな輝きを放っていられる存在に私はなりたいと思います。

（二〇〇六年一〇月 記）

4. 狐の手袋／冬は、つとめて…

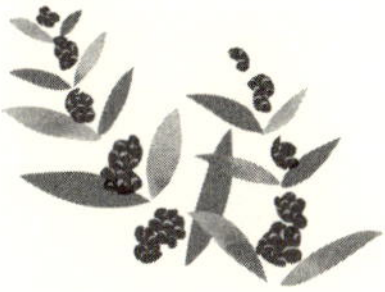

冬は、つとめて。雪の降りたるは、言ふべきにもあらず、霜のいと白きも、またさらでも、いと寒きに、火など急ぎおこして、炭持《も》てわたるも、いとつきづきし。昼になりて、ぬるくゆるびもていけば、炭櫃《すびつ》火桶《ひをけ》の火も白き灰がちになりて、わろし。

（第一段）

冬は、早朝。雪の降ったのは、改めて言うまでもなく、霜が真白におりているのも、また、そうでなくても、ひどく寒い朝、火などを大急ぎでおこして、炭を御殿から御殿へ運んで行くのも、いかにも冬の早朝の景としてふさわしい。昼になって、気温が暖かくゆるんでゆくと、炭櫃《すびつ》や火桶の火も白く灰をかぶってしまって、みっともない。

冬は早朝が素敵です。
冷たい、凛とした空気。
雪化粧を施された景色は、都会でも別世界へといざなってくれます。
子供の頃の雪合戦。雪だるま。
手袋をぬらし、手を真っ赤にしながら、遊んだ思い出。
手袋。赤い毛糸で編んだ手袋。
子供の頃のお気に入り。手袋。子供の頃読んだ絵本。
新美南吉の「手袋を買いに」。
子狐が、人間社会に手袋を買いに来る話。
子狐の手にあう手袋。かわいいのだろうな…。
小さな小さな、かわいい赤い手袋。

狐の手袋。キツネノテブクロ。
そんな植物の存在を知ったのは薬学部で学んでいるとき。
薬用植物園で見かけた花は、釣鐘状で、とても美しく。
かわいさより、気高さを感じたものです。
そして、このキツネノテブクロの薬用成分がジギタリス。
古代ローマ時代から、薬用に利用されていたとも言われるこの植物。
現在も強心利尿薬として、
その成分（もちろん植物から抽出されているわけではありませんが）
が、医療で活用されています。
ジギタリス製剤が我が国の医療の中で利用されるようになったのは、
一九二五年から。
その当時の添付文書にはいったい、何が書かれていたのでしょうか。

一九七八年のジゴシン錠の添付文書。
私が名城大学医薬情報室に勤務し始めた当時の添付文書です。
その添付文書の相互作用の欄には以下のような記載があります。

次の薬剤と併用した場合ジギタリス中毒を起こしやすいので、これらを併用する場合には観察を十分に行い、慎重に投与すること。
カリウム排泄型利尿剤（チアジド系利尿剤、エタクリン酸、クロルタリドン、フロセミド等）、カルシウム剤、レセルピン系薬剤、アトロピン系薬剤、β-遮断剤、交感神経刺激剤、甲状腺剤。

その後、ジゴシン錠の添付文書は、
一九八三年、一九八七年、一九九一年、一九九四年、一九九七年、

一九九八年、二〇〇一年、二〇〇五年、と改訂を重ねていっています。
最新の添付文書の相互作用に記載されている内容を
ここに書き写そうとしたら、
このコラムのページをすべて使用しても足りないようです。
解熱・消炎鎮痛剤、抗コリン剤、抗生物質、制酸剤、
サプリメントのセイヨウオトギリソウ…。
本当に多くの薬剤が記載されています。
併用に関する注意薬剤の中には、
制吐作用を有する薬剤についての記載もあります。
そしてその解説として、
ジキタリス中毒の症状（悪心・嘔吐、食欲不振等）を
不顕化するおそれがある、と記載されています。

吐き気や食欲不振。
ジキタリス中毒の症状と気づかれずに、
これら吐き気を抑える薬を投与された患者さんが
いらっしゃったのでしょうか。
私の三十年の薬剤師歴。
その間にも、ジゴシン錠は多くの患者に使用され、
そしてその使用経験から、
多くの情報が添付文書に反映されてきました。
その使用の歴史が刻まれた、添付文書。
追加されてきた、一言一言の文字。
その背景には、どのような患者さんがいらっしゃったのでしょうか。

薬は「物」プラス「情報」。
情報が増えれば増えるほど、その薬は使用しやすくなるはずです。
どんどん改良され、生まれてくる新薬。
それもまた、過去の薬があればこそです。
でも、時々思います。
まるで車のモデルチェンジのように、
どんどん開発されてくる新しい薬ばかりがよい薬なのでしょうか。
情報がそろった、そんな古い薬の中にも、
もっとスポットライトを当てるべきものがあるのではないでしょうか。
炭も朝の寒さの中では、素敵です。
でも、昼になり寒さが和らぎ、火鉢の灰も白くなったのはつまらない。

「枕草子」の中の一節。
炭と時間の変化がたくみに描写され、その観察力にひきつけられます。

時の流れは残酷なもの。
薬も新薬として、誕生したとき。
多くの人を救い、歓迎されます。
しかし、新しい薬が出て来るとあっさり次の薬に
スポットライトが当たり、忘れ去られていってしまう…。
確かに、時代の流れの中で、その役割を終える薬もあるでしょう。
でも、情報が蓄積され、時をへて光を増していく薬もあるはずです。
薬剤師の役割は…。
いつの時代にも、薬を適正に評価していくことではないでしょうか。

冬は早朝が素敵です。
凛とした空気。
その中で、熾《おこ》したての炭のような、緊張感と情熱。
それを失わないでいたいと思います。

（二〇〇七年二月 記）

5. 天使と悪魔／うつくしきもの…

うつくしきもの

瓜《うり》に描《か》きたるちごの顔。雀《すずめ》の子の、ねず鳴きするに、躍り来《く》る。二つ三つばかりなるちごの、急ぎて這《は》い来《く》る道に、いと小さき塵《ちり》のありけるを目ざとに見つけて、いとをかしげなる指《および》にとらへて、大人《おとな》などに見せたる、いとうつくし。

（第一四六段）

かわいらしいもの

瓜《うり》に描いた赤ん坊の顔。雀の子が、チュッチュッと言うとピョンピョンはねて寄って来る。二つ三つほどの赤ん坊が、急いで這《は》って来る途中に、ほんの小さい塵のあったのを目ざとく見つけて、なんとも愛らしい指でつまんで、大人《おとな》などに見せたのは、とてもかわいらしい。

保育園。お迎えの時間。
母親めがけて、突進してくる我が子。その愛らしさ。
ハイハイしてくる途中で見つけた小さな綿ぼこりをつかみ、
「ママ、ママ…」なんて見せながら、目を輝かせている子供。
そのかわいらしさ。仕事の疲れなど忘れてしまう、母親としての幸せ。
清少納言も、こんな幸福を感じていたのでしょうか。
でも、夜泣きに悩まされ、お願いだから寝させてと、
叫びたくなる悪魔へ変身した子供。
四、五歳くらいの子供。いたずら盛り。
襖に障子。大きな穴があいていました。
空を舞う桜吹雪。その美しさに、魅せられたのでしょう。
園庭に散った桜の花びら。

ポケットいっぱい詰め込んで。「ママ、きれいでしょ！」と、
リビングでの桜吹雪の再現。
ゴミ製造機にしか見えない息子に苦笑し、
涙が出るほど幸福を感じた時。
子供は、天使と悪魔の間を行ったり来たり。
親としての私も、泣いたり笑ったり、怒ったり。
子育てのなかに、小さな幸福を感じられる幸せ。
でも、そこには育児を支えてくれた、
夫や、両親や多くの人の存在があったからこそ。

薬局は、お子さんの処方せんを持参される母親と
遭遇する場所でもあります。

調剤を待っている間。
携帯電話のメールに夢中。
子供が、店内のものをひっくり返そうが、何をしようが無関心。
時々「やめろっ！」と、店内で叫び声を上げる母親。
人の目があるところでの出来事です。
子供と、母親だけの時。どのような状態でしょうか。
子供の体に、アザは無いでしょうか。要チェック。
子供の髪を金髪に染め、ブランドの洋服を着せ、
まるで着せ替え人形のよう。
でも、子供に向ける視線には、
親としてのやさしさはあまり感じられないことも…。

5. 天使と悪魔／うつくしきもの…

疲れ果てて、子供の目を見ようとしない母親。
マタニティーブルーでしょうか。
お母さん、お疲れが出ないように。
お子さんと一緒にゆっくり休養してくださいね。
夜に、一度、電話でもしてみましょうか。大丈夫ですか、と。

薬局で出会う、育児戦争中の母親達。
天使と悪魔を行ったり来たりする子供に振り回され、彼女達もまた、
女神と鬼女の間を行き来してしまうのかもしれません。
母親が、女神でいられるように。
子供は、母親だけで、親だけで育てるものではなく、
社会で育てるもの、そんな視点で考えると、

薬局の役割もまた違ったものになるのではないでしょうか。

善と悪。良い面と悪い面。
二面性があるのが、世の常。
薬も善と悪。主作用と、副作用。
この振り子のふれが特に大きいのが、抗がん剤。
薬と毒の間を行ったり来たり。
命を長らえるために、生活の質を向上させるために
使用された抗がん剤。
抗がん剤が、薬として、天使や女神の面だけを見せてくれるように。
そんな効果が得られるように…。
それが、薬剤師の役割。

抗がん剤。
作用の個人差がとても大きい薬。
でも、現代の医療は、平均値。決められた用量も、平均値。

以前、がん専門医の平岩正樹先生から教えていただいたことが、
私の心の中に鋭く突き刺さっています。

「あなたは、お酒を好きですか？
あなたはお酒をどのくらい飲むと気分がよくなりますか？
そんな質問に対する答えを集めて、その量を平均する。
では、今晩の宴会のビールは一人2本です。
なんて、言ったらあなたは笑うでしょ。
では、なぜ抗がん剤を、平均値の量から使うのですか？」。

答えが、見つかりませんでした。

治療域と、副作用域が近い薬剤。抗がん剤。
「少量から、様子を見ながら、なぜ注意深く使用しないのか。
患者と会話をし、薬による生体の変化に、耳を傾ける。
がんは、薬が治すのではなく、薬を使う技術と、
その技術をサポートする情報。それが治すものだ」と、平岩先生。
抗がん剤を、患者にとっての女神にするために。
薬剤師が、患者の声に耳を傾け、薬の情報を収集し、
医師への情報をサポートすることの大切さ。
薬剤師の存在意義について、現代医療のあり方について。
広い視野で考えることの大切さを教えてくださいました。

…をかしげなるちごの、あからさまに抱《いだ》きて遊ばしうつくしむほどに、かいつきて寝たる、いとらうたし。

（第一四六段）

…愛くるしい赤ん坊が、ほんのちょっと抱いてあやしかわいがるうちに、取りついてねむってしまったのは、とてもかわいらしい。

あやしながら、抱いているうちに眠ってしまった子供のかわいらしさ。
毒をあやしながら、穏やかながんの治療。
両親をがんで亡くした私の、患者の家族としてのささやかな、
そして大きな願いでもあります。

（二〇〇七年五月 記）

6. イチゴシロップ／あてなるもの…

あてなるもの

薄色に白襲《しらがさね》の汗衫《かざみ》。かりのこ。削《けづ》り氷《ひ》にあまづら入れて、新しき金《かな》まりに入れたる。水晶《すいさう》の数珠《ずず》。藤の花。梅の花に雪の降りかかりたる。いみじううつくしきちごの、いちごなど食《く》ひたる。

（第三九段）

上品なもの

薄紫色の衵《あこめ》に白がさねの汗衫《かざみ》。かるがもの卵。削り氷にあまずらを入れて、新しい金《かな》まりに入れたの。水晶の数珠《じゅず》。藤の花。梅の花に雪の降りかかった風情。たいそうかわいらしい、まだいとけない子が、いちごなど食べている様。

高貴で上品なものとして、紹介されている削り氷。
清少納言も、夏にかき氷を食べていたと思われる枕草子の一節。
〝あまずら〟は、いったいどんな味がしたのでしょうか。
暑い夏。
扇風機の前で、汗を拭きながら食べた、かき氷のイチゴシロップの味。
子供の頃の思い出の光景です。
味覚や香りはとても不思議です。
水剤の調剤時。
イチゴシロップの香りと、赤い色。
それは、何の苦労も無く、無邪気にかき氷を食べていた幼い日の私に、
突然タイムスリップさせてくれます。
だから、私は、イチゴシロップが大好き。

でも、「この水剤のイチゴシロップのにおいと味。
どうしてこんなにおいと味にするのかしら、人工的で嫌ですよね…」
との若い薬剤師の言葉に、思わず苦笑いが出てしまいます。
イチゴの香りと味のシロップ剤について薬局で行なった味覚調査。
40歳以上は、美味しいとの意見。しかし20、30歳代はまずいとの意見。
年代によって、こんなに分かれるなんて本当に不思議です。
薬の味や香りに対する評価も、
その時代によって移り変わってきているのでしょうか。
現代の子供や親にはどのように受け入れられるのでしょうか。
昔から変わらぬものと、時代とともに変化していくもの。
香りや、味…。
シロップの味から、昭和が懐かしく思えてきてしまいます。

暑げなるもの
随身の長《をさ》の狩衣。衲《なふ》の袈裟《けさ》。出居《いでゐ》の少将。いみじう肥《こ》えたる人の、髪多かる。
（第一一九段）

暑苦しそうなもの
随身《ずいしん》の長《おさ》の狩衣《かりぎぬ》。衲《のう》の袈裟《けさ》。出居《いでい》の少将。たいそうふとった人の、髪の多いの。

暑くるしいもの。
確かに、冷房完備の今の時代でも、肥満の方は暑そうですが、
なんと直球的な表現でしょう。

でも、最近の厚生労働省のメタボリックシンドローム対策。
なんだか〝諸悪の根源は肥満にあり〟的な勢いです。
先日発表になった、二〇〇五年国民健康・栄養調査結果の概要では、
40歳～74歳でメタボリックシンドロームが強く疑われる人は
男性25・5％、女性10・3％。
予備群は、男性25・0％、女性9・5％。
男性二人に一人、女性五人に一人がメタボリックシンドロームが
強く疑われるか予備群であるとされています。
そして、二〇〇六年からの健康保険団体への健康診断の義務化は、
メタボリックシンドロームを焦点に行なわれていくのでしょう。
健康診断の波は、薬局にも大きなうねりを持って影響してきそうです。

「やせるように言われたのよ。どうしたらいいと思う…。」

人のことばかり、心配していられないお腹周りをしている私にとっても深刻です。

「食事を減らせばいいんだよ」。

そんなこと、わかってますよ。

一カ月くらいなら、食事を減らすこともできますが、すぐにリバウンド。

若い頃から何度繰り返してきたことでしょう。

食事だけのダイエットで、大切な筋肉を減らし、太りやすい身体に変化させてきてしまったようです。

運動。「歩く…。」

ひざが痛くなって無理。無理!

スポーツジム、何度幽霊会員として登録してきたことでしょう…。

さて、国家プロジェクトとして動く、
メタボリックシンドローム撲滅対策。
これは今後どのように展開されていくのでしょうか。
栄養指導。あなたは、何カロリーで食事を考えるように…。
スポーツジムで運動指導しますから…。
そんなことになるのでしょうか。
さてさて、私と同じあやまちを、国レベルですることがないように、
と願わずにはいられません。

人は、機械ではありません。

性格や嗜好、その人の置かれた立場。
一人ひとり実に個別的な存在です。
その方々に合った、実行可能な生活習慣の改善とは、何かを、
今、真剣に考えるときだと思います。
健康診断を受け、健康指導が必要となった人たちに対しての、
保健指導に薬局や、薬剤師は
今後どのように関与していくのでしょうか。
でも、最終的に、自分の健康は自分で守るもの。
その人にとって何が必要かを考え、支援していく、そんな指導が必要
なのでしょう。
「すぐにやせられますよ。」
そんな悪徳サプリメントが問題を引き起こすことが無いように

願っています。
健康コンサルタントとしての薬剤師の役割は、これからが本番。
薬剤師として真剣に取り組んでみたいものです。

なまめかしきもの
ほそやかにきよげなる君たちの直衣姿《なほしすがた》。
（第八五段）

優美なもの
細そりとやせぎすな貴公子の直衣姿。

清少納言の時代から、優美なのは細身であったようです。
私のメタボリックシンドローム予備群脱出大作戦。ただいま進行中。
半年経って、体重5kg減。
この先どうなりますか…。

（二〇〇七年八月 記）

追記　二〇一三年六月　私の体重10kg増。反省。

7. 嫁と姑／ありがたきもの…

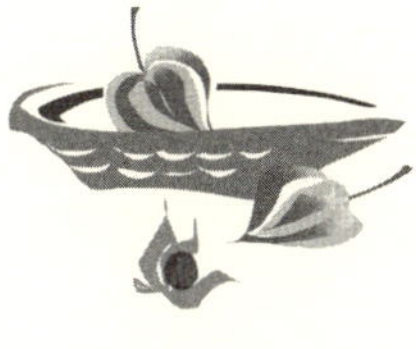

ありがたきもの

舅《しうと》にほめらるる婿《むこ》。また、姑《しうとめ》に思はるる嫁《よめ》の君。毛のよく抜くる銀《しろかね》の毛抜き。主《しゆう》そしらぬ従者《ずさ》。つゆの癖《くせ》なき。かたち、心、有様《ありさま》すぐれ、世に経《ふ》るほど、いささかの疵《きず》なき。同じ所に住む人の、かたみに恥ぢかはし、いささかのひまなく用意したりと思ふが、つひに見えぬこそ、難《かた》けれ。

（第七二段）

めったにないもの

舅《しゅうと》にほめられる婿。また、姑《しゅうとめ》にかわいがられるお嫁さん。毛のよく抜ける銀の毛抜き。主人の悪口を言わぬ従者。全然、欠点のない人。容貌、心、風姿態度がすぐれていて、世間にまじわって一向に非難を受けることのない人。同じ所に奉公住みしている人で、お互いに面と向かって顔を合わさず、すこしの油断もなく気を使っているといった人はついぞ居ないものだが、ほんにこんな人はめったにいない。

めったにないものと清少納言が並べたもの。
思わず笑いがこみ上げてきます。
人はいつの時代も同じ。
いつも同じことを繰り返し、そしてこれからも繰り返すのでしょうね。
舅と婿。姑と嫁。
育った環境、価値観が異なった者同士の意見の対立。
これはあって当たり前のことです。

薬剤師としての資格を取り、
それを仕事として社会的役割を果たす。
薬剤師は女性が多い職業でもあります。
育児など、どのように過ごされてきたのでしょうか。

7. 嫁と姑／ありがたきもの…

仕事か育児か。どちらかを優先しなければならないことがあります。
嫁である私は、働きながら、その場その場の状況に応じて
どちらかを選択すればよいと考え、仕事を続ける道を選びました。
しかし、どちらかを優先する。
それはそんなに甘いものではありませんでした。
過ぎてしまった今だから本音で書くことにします。

保育園は5時に終わり。
その後は、ご近所やベビーシッター協会を頼りに綱渡りのような日々。
もちろん保育園では病気の子供を預かってくれません。
それでも幸いなことにご近所の方々に助けてもらい病気の子供を預け、
仕事に行く親としての後ろめたさ。

容赦なく浴びせかけられる言葉。

「病気の子供を預けて、よく働けるわね。」

時間通り終わらない会議。

もっと要領よくすれば5時には終わるのに…。

「ちょっと休憩しましょうか、今夜は9時頃まで延長…。」

冗談じゃなーい！　と心で叫び、電話をかけまくる。

「子供預かっていただけませんか…」

会議の場所に戻ったときには、何事もなかったように。

そんな中、子供のことがありますからと、
さっさと帰ってしまう女性もいます。

そのときの評価は、母親は大変ですね。と、帰った女性が立派。

冗談じゃなーい！　給料より高いベビーシッター代。

7. 嫁と姑／ありがたきもの…

水疱になった子供。背中に発疹。
ファンデーションを塗って保育園に、午前中だけ何とかごまかして…。
一方、姑は、小学校の教諭を出産とともにやめ、
子供たちのために全エネルギーを費やしてきたのではと思える
母の鏡のようなタイプです。
あまりにも考え方の違う嫁と姑。
きっと彼女は私の子供たちのことを
大いに心配していたのだと思います。
子供たちのために、私が仕事をやめることを望んでいた姑が、
今年の初めにぽつりと一言。
「いい子たちに育ったわね。ありがとう。」
その言葉は、どれだけ私を幸福な気持ちにさせてくれたことでしょう。

一人お風呂の中で涙があふれて止まりませんでした。

ありがたきもの
姑に思わるる嫁。めったにないことかも知れません。
でも、たとえ価値感が異なっていたとしても、
一所懸命頑張っていれば、わかりあえることがあるはずです。
でも、薬剤師として働き続けてきた私が姑になったとき。
私は、息子のお嫁さんをどれだけ思いやれるでしょうか。
もし専業主婦を希望したとしたら…。
これからの超高齢社会、女性も働くのが当たり前。
家でいったい何しているのよ。
掃除だって洗濯だってすぐ終わるでしょう。

子供だって、そんなにそばにいて干渉してどうするの…。
子供は、あなたのものではなくて社会のもの…。
こんな文章書いていたら、
息子は結婚できないかも。と思うのは私だけ。
娘いわく、さっさとお嫁さんの方に行くから
よけいな心配しなくてもいいって。

美しく何の欠点も無い人。そんな人もめったにないもの。
所詮人は、欠点の塊。
でもそんな真っ黒の中に、キラキラ輝く美しい部分が少しある。
その美しい部分を見つめて付き合っていけたら素敵でしょうね。
でも黒い部分ばかりを見つめていたらたまりませんよね。

めったにないもの
嫁に思われる姑。
親の思い通りになる子供。妻のことだけ思う夫。
保存剤の入っていないコンビニのお弁当。副作用の無い薬。
薬の添付文書をスミからスミまで読んで理解して使用する人。
薬剤師の役割をしっかり理解してくれている患者や社会。
患者を見据えたＭＲ活動…。

清少納言。もしあなたが現代に生きていたら、
その鋭い視点でどんなことを切ってくれたのでしょうか。
あなたを真似してみたのですが、ボヤキにしかなりませんでした。

（二〇〇七年十一月記）

8. 安全第一／胸つぶるるもの…

胸つぶるるもの

競馬《くらべむま》見る。元結《もとゆひ》よる。親などの、ここちあしとて、例ならぬけしきなる。まして、世の中など騒がしと聞ゆるころは、よろづのことおぼえず。また、ものを言はぬちごの泣き入りて、乳《ち》も飲まず、乳母《めのと》の抱《いだ》くにもやまで、久しき。

（第一四五段）

胸のどきどきするもの

競馬の見物。元結《もとゆい》をよる時。親などが、気分が悪いといってふだんと違った容態の時。まして、世間に疫病流行の風聞の流れている時分は、もう何も手につかない。また、口のきけない赤ん坊がひどく泣いて、乳《ちち》も飲まず、乳母《めのと》が抱いても泣き止まないで、いつまでも泣く時。

胸がドキドキするもの。
清少納言が一番に挙げたのが競馬とは…。
現代と比べ格段と娯楽の少なかった時代。
競馬はやはり、胸躍らされる行事の一つだったのでしょうか。
日常生活の中でも、馬が珍重され、
人は馬と一緒に生きていたのでしょうか…。

親や子供の病気が、つらく、切なく、
胸が痛くなるものに挙げられるのはいつの時代にも同じことです。
親の具合が悪く、顔色などいつもと違っている、
ましてや世の中に流行病がある時、
今のように医学が進歩していなかった時代は、

さぞかし不安だったのでしょう。
子供が泣き、お乳も飲まず、泣き続けることに対する不安は、
乳児の死亡率が今と比べて格段と高かったこの時代、
いかほどだったでしょうか。
流行病。インフルエンザ。突然の高熱。節々の痛み。
目の充血。肺炎などの合併症。
ワクチンもなく、抗生物質も無い時代。
インフルエンザの流行は
どのくらいの生命を奪っていったのでしょうか。

今、私たちは、ワクチンを手にしています。
インフルエンザの特効薬も手にしています。

そして、必要な時にこれらを利用できる環境の中にいます。
しかし、少し前まで、インフルエンザの予防に関する
ワクチンの効果に関しては疑問視され、
ワクチン接種が行われなくなっていた時代がありました。
ワクチンを接種するのは、
個人と集団といった二つの視点から重要なことであり、
自分をインフルエンザから守るだけではなく、
「自分が受けることによって周辺の人たちを守る」という、
職場や家族などに対する影響も大切です。
インフルエンザワクチンの接種の予防効果については、
65歳以上の健常な高齢者では約45%の発病阻止、
約80%の死亡阻止効果が期待できたとの国内の報告があります。

この80％の効果とは、千人の人がインフルエンザで亡くなった場合、
この人たちがすべてワクチンを接種していれば
800人が亡くならないですむということを意味しています。
でもこれはワクチンを接種していたとしても
200人は亡くなるということを意味しています。
もちろん発病予防効果は、これより低く、
インフルエンザを発病した人の45％を減らせることになるのですが、
予防接種をしていても発病し、亡くなる人がいらっしゃるわけです。
ワクチンの効果が疑問視された背景には、
こんなことの影響があったのかも知れません。

医療関係者、高齢者、心臓・呼吸器系に疾患のある人。

15歳未満でアスピリンを常用している人。
さらにこれらの家族や、老人ホームなど集団で生活している人や、
そこに出入りしている人などは
やはり積極的にワクチンを接種すべきだと思います。

インフルエンザを発症した場合は、適正な治療が必要です。
タミフル*で問題とされている、異常行動に関しては、
私は、正確な判断力を持っていません。
そんなとき私は、安全を優先することにしています。
どんなときにも命にかかわるものに関しては、
安全が第一ですから、副作用の可能性があるとの視点に立って、
考えることにしています。

健康な人であれば、ゆっくり休めば一週間ほどで
症状が改善するはずです*。
タミフルは必要無いかも知れません。
しかし、合併症などを発症しやすいリスクの高い方は、
タミフルを使用する必要性が高いでしょう。

薬は、使用することの有益性が、
危険性よりまさる時に使用するものです。
目の前の患者にとってのタミフルの有益性と危険性について検討し、
使用すべきかどうかを判断する。それが医師の役割。
でも、マスコミの副作用報道から、
薬剤の使用に関して、使用するかどうかの判断を患者に任せてしまう

場面も時々見受けられます。
マスコミにまるで、必要の無い薬のように、
扱われることもある薬ですが。
新型ウイルス。
毒性が強いＨ５Ｎ１鳥インフルエンザウイルスが、
人から人へと感染力を持った場合。
多くの人は、このタミフルをどのように位置づけるのでしょうか。

にくきもの
にはかにわづらふ人のあるに、験者《げんざ》もとむるに、例ある所になくて、
外《ほか》に尋ねありくほど、いと待ち遠に久しきに、からうして待ちつけて、

よろこびながら加持《かぢ》せさするに、このころ物怪《もののけ》にあづかりて極《ごう》じにけるにや、居るままにすなはち、ねぶり声なる、いとにくし。

（第二五段）

にくらしいもの

急の病人ができたので、験者を呼ぼうとしたところが、それがいつも居る所に居なくて、使いの者がよそをいろいろとさがしまわっている間、たいそう待ち遠しく、長い時間やきもきしながら、それでもやっとの思いで迎え入れて、やれやれとよろこびながら御祈禱をさせようとすると、近ごろは商売繁昌であちこちの物怪調伏《もののけちょうぶく》に疲れ切っているのか、坐るやいなや、陀羅尼を誦《じゅ》する声が半分眠ったような声になるのは、ひどくにくらしい。

病をひたすら恐れ、祈祷で治そうとした時代。
ワクチンも、インフルエンザの薬も、抗生物質もなかった時代。
病に対する恐怖は、
今とは比べものにならないほど強かったのでしょうね。
長寿世界一を誇る日本。
でも、副作用、薬害、耐性菌、新型ウイルス…。
様々な不安が私達を包んでいます。
清少納言。
親や子供を思い、病が癒えるのをひたむきに祈り続けたあなたが、
今の日本を見たらどう思うのでしょうか…。

（二〇〇八年二月 記）

＊インフルエンザの治療薬。他にもリレンザ、イナビルなどがあります。

二〇〇九年、のちにＨ１Ｎ１二〇〇九・と呼ばれることになる新型インフルエンザが世界的に流行しました。幸い我が国では、このインフルエンザによる死亡者は少なく、その理由は、早期に抗インフルエンザウイルス薬が使用されたことによるとされています。諸外国でのこの型のインフルエンザでの死亡者が若い人に多かったことが問題とされています。ウイルスの型によっては、若い人に対してもインフルエンザの重篤化の予防のために、抗インフルエンザ薬の早期の使用が大切です。

インフルエンザの治療は、48時間以内の抗インフルエンザ薬の使用が常識です。

9. 知識があっても／病は胸…

病《やまひ》は　胸。もののけ。脚《あし》のけ。はては、ただそこはかとなくて、もの食はれぬここち。

十八、九ばかりの人の、髪いとうるはしくて、たけばかりに、すそいとふさやかなる、いとよう肥《こ》えて、いみじう色白う、顔愛敬《あいぎやう》づき、よしと見ゆるが、歯をいみじう病《や》みて額髪《ひたひがみ》もしとどに泣き濡らし、乱れかかるも知らず、面《おもて》もいと赤くて、おさへて居たるこそ、いとをかしけれ。

（第一八三段）

病気は　胸。もののけ。脚のけ。その他には、ただどこが悪いというのではないが、食欲のない症状。
十八か九くらいの女《ひと》で、髪がたいそう立派で身のたけほどあり、すそもふっさりとしていて、それにまるまると肉づきよく、色が抜けるほど白く、顔も愛くるしくて、美しいなと見える人が、ひどい歯痛になやんで、額髪《ひたいがみ》もぐっしょり涙で泣き濡らし、それが顔に乱れかかるも知らぬげに、顔を真赤にして痛む所を手でおさえているのは、なんとも色気のあるものだ。

病気は胸。悪霊に取りつかれたもの。脚気。
何となく食欲が無いもの…。
と、病について一番に挙げられている胸。
きっと結核などが多かったのでしょう。
物の怪、悪霊のたたりとおそれられたものは、
流行病などでしょうか。
麻疹、インフルエンザといろいろ、
精神疾患もこう捉えられていたのでしょう。
でも、三番目に挙げられているのが脚気とは、少し驚きです。
次の、食欲の低下も、考えてみればヘリコバクターピロリの
陽性率はどのくらいでしょうか…。

平安時代。
その食生活はどのようだったのでしょうか。
貴族の食事は一日二食、朝10時と夕の16時ごろだったとか。
食事の内容は、強飯《こわいい》（蒸したもち米）、
だいず・あずきなどの雑穀、野菜、山菜、魚類や海藻などですが、
都は海から遠く塩漬けや干物が多かったとされています。
仏教の伝来とともに肉類は、避けられるようになっていったようです。
一見贅沢でからだに良さそうな食事に見えるのですが、
栄養のバランスは悪く、その栄養価もあまり高くなく、
栄養失調の人も多かったと言われています。
もちろん、十二単衣に包まれたりしていては、
運動量も少なく、おなかも空かなかったかもしれません。

今、飽食の時代。世界中から様々な食材が運ばれてきます。
栄養失調など考えられない時代になりました。
栄養に対する知識も豊富なはず。でも、現実は違います。
そこで国は食育に力を入れ、
食事もバランスよく摂取するようにと、
厚生労働省と農林水産省とで共同で検討し作成された
「食事バランスガイド」の普及が進められています。
食事バランスガイドのイラストを活用し、
食事の望ましい組み合わせや、
おおよその量を把握してもらうために、
薬局でも、「食事バランスガイド」についてはぜひ、
患者や顧客に紹介したいものです。

脚気の予防を初めて実証した高木兼寛。
一八八三年、約九カ月の遠洋航海を終えた軍艦龍驤《りゅうじょう》で
乗組員378名中、脚気患者169名、うち死亡23名。
当時海軍医務局副長であった高木は、その患者を検証し、
脚気を罹患した患者としなかった者の差は、
食事にあるのではとの仮説を立て、
一八八四年、軍艦筑波に龍驤と同じ条件で
パン食など食事だけ変更した調査を実施しています。
その結果、乗組員333名中、脚気患者15名、
死亡者はゼロ（吉村昭著、白い航跡）。
ビタミンB_1が発見される以前のできごとです。

しかし、壮大な介入試験により脚気の予防法が食事であると
実証されたにも関わらず、陸軍では、白米食が続けられ、
その後、戦死者よりも多くの脚気での死亡者を
出し続ける結果となっています。
日露戦争、一人一日6合の白米の支給。
副食が少なく白米だけ食べていた。
その結果の脚気の発症。

今なら小学校でも習うビタミンB_1の不足と脚気の発症。
こんな知識があるはずなのに、
ビタミンB_1欠乏症は、決して古い病気ではなく
現代でも注意が必要な疾病として存在し続けています。

脚気だけでなく、ウエルニッケ脳症も問題です。
つわりで食事ができなくなった妊婦に、ブドウ糖だけの点滴が続けられ
ビタミンB_1不足からウエルニッケ脳症を発症した例があります。

夏は、食欲も低下しがち。
そうめん（炭水化物）などで軽くすませる、
冷たいペットボトル飲料（糖質）やアルコールも多飲しがちです。
糖質とビタミンB_1、アルコール多飲者に必要なビタミンB_1、
脚気とビタミンB_1の関係。
ただ、そのことを知っていたとしても、
それを目の前の患者や生活者に理解してもらい、
生活を見直してもらう情報として生かされなければ、

なんの意味もありません。

偉大な医学者である高木が、脚気の予防法を発見しようと、
真剣に食事を検証したのかと思った時、
改めて今の食事について考えさせられました。
震災時の救護所の食事*。おにぎりに菓子パン。
ハンバーガーにコーラの若者の食事。

清少納言。病の原因もよくわからず、
よく効く薬もなかった時代に生きたあなたが、今の日本を見たとき、
知識がありながら、その知識を生かしきれず、
おろかな行為を続ける現代人を、あなたはどう表現するのでしょうか。

十二単衣に身を包み、香の香りにつつまれ、文学の教養も高い、
そんなあなたに会ってみたくなります…。

でも、若くチャーミングで美しい女性が歯痛で苦しんでいる様子が
風情があるなんて、これマジですか。

（二〇〇八年五月 記）

＊二〇一一年三月一一日、東日本大震災。震災時の救護所の食事は、炭水化物が主体でした。ビタミン剤や食物繊維、アミノ酸のサプリメントが届けられていたのに充分活用されていなかった所も多かったようです。バランスのとれた食事は、どんな状況にあっても大切です。（「21. 移りゆく季節の中で／ただ過ぎに過ぐるもの」も参照）

10. 咳いろいろ／人ばへするもの…

人ばへするもの

ことなることなき人の子の、さすがにかなしうしならはしたる。しはぶき。はづかしき人にもの言はむとするにもまづ先に立つ。

（第一四七段）

人がそばに居ると図に乗るもの
なんということもない、つまらぬ子供だが、さすがに
親の甘やかしつけているの。咳。これは一目置かなく
てはならぬような人に何かしゃべろうとする時にも、
真先に出る。

調子づくものとして挙げられた咳。確かにね。
食事中、ちょっと話そうとしたら、
咳き込んでしまって、止まらなくなり…。
「大丈夫ですか。」なんて心配されて、あわてて胸をたたきながら
「大丈夫です。」なんて言いかけたのに、
その言葉すら咳でかき消されて何とも間が悪いこと。
そんな経験ありませんか。
でも、咳は「咽頭、気管支等への物理的、化学的刺激により、
気道の知覚神経が刺激されて引き起こされる反射性の呼吸運動」。
咳が出るから各種の感染症や、誤嚥性肺炎も防げるのですが…。
気道上皮が傷害され、知覚神経末端が露出すると、
知覚過敏となり、わずかな刺激で咳が誘発されることになります。

このような咳が続く場合には、治療の対象となります。
医薬品の副作用で咳といえば、ＡＣＥ阻害薬。
痰のからまない乾性の咳で、
のどのイガイガ感のような軽度のものから、
嘔吐しそうなほどの激しい咳まで様々な報告があり、
女性、高齢者に比較的多く見られると言われています。
最近では、ＡＣＥ阻害薬によって咳が引き起こされたとしても、
一カ月くらいで消失することが知られるようになり、
患者のＱＯＬが大きく損なわれない限り
継続して使用する方がよいのではと言われるようになってきました。
その他、咳を引き起こす薬剤として注意が必要なのは、

胃食道逆流症を引き起こす薬剤です。

胃食道逆流症の発症には、様々な要因が関与しますが、基本的には、食道下部括約帯（lower esophageal sphincter : LES）の弛緩とＬＥＳ圧の低下があり、胃噴門部から胃酸や酸性胃内容物が食道内に逆流するものと考えられています。

胃食道逆流症の症状としては、胸やけや呑酸《どんさん》（酸っぱい液体が、口まで上がってくる症状）が典型的な症状としてよく知られていますが、これ以外にも、非狭心症性の胸痛や、咽喉頭刺激感、慢性の咳、喘息、嗄声、耳痛等が認められることが報告されています。

以前、心因性の咳と考えられていたものの多くが

胃食道逆流症によるものであったとされ、
注目されるようになってきました。
胃食道逆流症で、咳や咽喉頭異常感等の症状が見られる機序としては、
逆流した胃酸による咽喉頭部への直接的な刺激と、
食道内の迷走神経の刺激による反射性の咳の
2つがあると言われています。
胃食道逆流症を引き起こす薬剤としては、
LESの弛緩、胃酸分泌亢進、胃内排泄時間延長等の
作用を持つ薬剤が考えられますが、
特にLES弛緩作用を生じさせる抗コリン作用を持つ
ブチルスコポラミン臭化物等の副交感神経抑制薬、抗ヒスタミン薬、
三環系抗うつ薬、ジソピラミド等に対して注意が必要です。

また、NOによる平滑筋弛緩作用を主作用とする亜硝酸薬や、
交感神経を刺激するβ刺激薬等も
LESを弛緩させる可能性があります。
さらに、カルシウム拮抗薬、テオフィリン等は、
平滑筋に対する直接的な弛緩作用を持ち、
LESに対しても影響することが推測されます。
これらの薬剤による胃食道逆流症の副作用は、
添付文書中に直接記載されてはいませんが、
例えば、ニフェジピン、ニルバジピン等の添付文書には、
胸やけ、咳嗽の副作用が記載されており、その発生がうかがえます。
このほかにも、喘息を引き起こす薬剤、間質性肺炎を引き起こす薬剤。
これらも咳という症状として現れるのでしょう。

10. 咳いろいろ／人ばへするもの…

最近は、百日咳の患者の増加や、咳喘息が注目を集めています。
また、子供の咳などでは、後鼻漏も多く
咳と一言でいってもその原因は実に様々です。
咳を訴える患者に対しても、薬剤の副作用ではないか、
あるいは咳に対して適正な治療がなされているか、
薬剤師の視点でしっかり見つめていきたいものです。

あなた、こなたに住む人の子の、四つ、五つなるは、あやにくだちて
物取り散らし、そこなふを、引きはられ制せられて、心のままにもえ
あらぬが、親の来《き》たるに所得て、「あれ見せよ。や、や。母《はは》」など、
ひきゆるがすに、大人《おとな》ともの言ふとて、ふとも聞き入れねば、手づか

らひきさがし出でて、見騒ぐこそ、いとにくけれ。それを、「まな」とも取り隠さで、「さなせそ。そこなふな」などばかり、うち笑《ゑ》みて言ふこそ、親もにくけれ。我はた、えはしたなうも言はで見るこそ、心もとなけれ。

（第一四七段）

近所に住む人の子の四、五歳くらいなのは、いたずら盛りの困ったもので、調度類を散らかしたりこわしたりするのを、ふだんは引っ張りとめられて思うままにもできないのが、親が訪ねて来ているので調子づいて、「あれ見せてよ。ねえ、ねえ、お母さんたら」などと言って、ひきゆるがすけれども、大人どうしのおしゃべりに気を入れて、急にも聞き入れないので、自分で引っ張り出して来て、おもちゃにするのは、実ににくらしい。それを「いけません」と言って取り上げもしないで、「そんなことをするんじゃないの。こわしちゃいけませんよ」などと、いかにもかわいくてたまらないといったふうに笑顔を向けて言うだけなのは、親もにくらしい。自分といえば、これまた、相手の立つ瀬のないようなきついことも言えないで、手をつかねて見ているだけなのが、いかにも気が気でない。

調剤を待つ間、商品をいろいろさわりぐちゃぐちゃにする子供。
親は親で、子供が話しかけているのに、携帯電話のメールに夢中。
ねえ！　調子づかないでよ！
…と心の中で叫んでいます。

（二〇〇八年八月 記）

11.
一瞬の出来事だけど／人にあなづらるるもの…

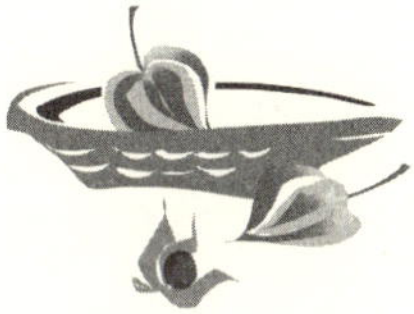

人にあなづらるるもの

家の北面《きたおもて》。あまりに心よきと人に知られたる人。年老《お》いたる翁《おきな》。また、あはあはしき女。築地《ついぢ》のくづれ。

（第二四段）

人にばかにされるもの

家の北側。あまりにも気がいい人だと人に知られている人。年をとっているじいさん。また、かるがるしい女性。土塀《どべい》の崩れ。

老人。
それが人にばかにされるものとして、
挙げられているとは驚きです。
この時代、老人は、敬われ、尊敬される存在だと思っていました。
でも、ここでの「年老いているおきな」とは、
一体何歳ぐらいの人を指しているのでしょうか。
平安時代の老人とは、一体何歳ぐらいだったのでしょうか。
平均寿命がいくつぐらいかは定かでありませんが、
40歳以上を老人として、その後、10歳ごとにお祝いをしていたとか。
清少納言は父が58歳頃の子であったとされていますから、
この文章は案外60過ぎの人を指していたのかも知れませんが…。

現在の老人（高齢者）とは…。
一体何歳ぐらいの人を指しているのでしょうか。
二〇〇八年八月、多くの地域で開催された
登録販売者（ＯＴＣ薬を販売できるようになった新資格）の試験。
そこには、こんな試験問題が…。
「一般的に、高齢者といった場合は〇〇歳以上をさす。」
この空欄に入れる数字の正解は65歳。
ＯＴＣ薬の使用上の注意に関する記載内容で、
高齢者のおよその目安は65歳以上を指すとされています。
また、ＷＨＯでは、65歳以上の人のことを高齢者とし、
65～74歳までを前期高齢者、75歳以上を後期高齢者としています。

一九五〇年、我が国の75歳以上の後期高齢者人口は一〇六万九千人。
その後、高齢者人口は増え続け、
二〇一〇年には一四二二万二千人。
二〇二五年には二一六六万七千人になると推定されています。
電車に乗り、椅子に座ったとき、
目の前の席に座る四人に一人が75歳以上といった時代になる…。
そう思うと高齢者の医療費が問題とされる意味が
ひしひしと伝わってきます。

高齢者の増加が、医療費の高騰を招く、
国は、医療費の抑制策に必死です。
我が国の高齢者医療対策も、

「高齢者の医療の確保に関する法律」によれば、
二〇〇八年四月から、75歳以上の高齢者医療は後期高齢者医療制度に、
そして高齢者医療の抑制策としての保健事業は
「健康増進法」で対策がなされ、
40歳以上の者を対象としたメタボリックシンドロームに対応するため
保険者（健康組合、国民健康保険を運営する市町村等）に
特定健康診査、特定保健指導を実施する制度に移行しています。
この制度の導入により、健保、国保、共済など
各種の制度に入っていた人達は、
74歳までは退職後も引き続きそれまでの制度に加入し続け、
75歳になったら、後期高齢者医療制度の被保険者として
一つにまとめられることになったわけです。

すなわち、高齢者医療制度では、
健保の人も共済の人も国保の人も一緒に、
さらに保険者を市町村ではなく、
広域保険連合（都道府県）とすることによって、
75歳以上を都道府県単位で一元化することとなったということですが、
この制度も高齢者の医療費負担の増加など、
マスコミの批判を受け、今後どのように変化していくのか
定かではありません*。
しかし、医療費の財源問題、高齢者の増加は変わることなく、
問題が先送りになるだけのように思えてなりません。

こんな時代背景の中で、薬剤師は一体何ができるのでしょうか。

「貧しさから医療を受けられない」
そんなことは決してない世の中であってほしいと思います。
国民が必要な医療をいつでも受けられる、そして、
「たとえお金がかかっても」必要な医療が提供され続けること、
「国民皆保険」。この制度は決してなくなることなく
堅持されることを願っています。

薬局の店頭にいると、様々な患者さんが見えてきます。
100円のドリンク剤一本を節約するのと寂しそうに言われる高齢者。
ＯＴＣ薬は高いから…。
子どもの医療費は無料だから、病院に行かなきゃ損よね。
後発医薬品の使用の推進。

サプリメントやＯＴＣ薬を活用したセルフメディケーションの推進。
生活習慣の改善による疾病の一次予防。
疾病の早期発見のための二次予防。
そして治療をきちんと受け
生活習慣にも気をつけてもらう三次予防。
薬剤師はこれらすべてに関与でき、
地域医療を支える医療従事者として
中心的な役割を果たせるのではないでしょうか。

二〇〇八年四月に保険点数として新設された「終末期相談支援料」＊＊、
これが凍結になりました。
医療費がかかり過ぎるから、

「延命治療は止めて、早く死になさい」と言っているような
この点数は廃止されて当たり前と思います。
しかし、一方で尊厳死協会に入り、
命を引き延ばすだけの医療を受けないで、
安らかな死を望む患者さんもいます。
どう死ぬかは、またどう生きるかでもあり、
生活者一人ひとりの権利でもあります。
これは国が強制できるものではないはずです。

ねえ、清少納言さん、当時ではとても高齢な父を持ったあなた。
あなたの父親は世間から、どのように評価されていたのでしょうか。
そして、あなたはそれをどのように感じていたのでしょうか。

いつの時代でも高齢者が敬われる日々であってほしいと願っています。
でも、こんな人の一生も、地球の歴史から見たら
一瞬の出来事なのでしょうね。
まるで花火のように。

（二〇〇八年十一月 記）

＊多くの批判があった制度ですが、二〇一三年六月現在、後期高齢者医療制度は、市町村で設立された後期高齢者医療広域連合によって運営されています。

＊＊終末期の後期高齢者に関して、患者の同意を得て、医師、看護師、その他関係職種が共同し、患者及びその家族とともに、終末期の診療方針等について十分に話し合い、その内容を文書等にまとめた時に算定できるとしたものですが、二〇〇八年六月三〇日に凍結についての通知が出されています。

12.
お金より地位より／よろづのことよりも…

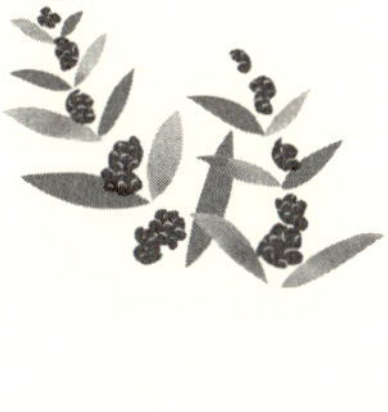

よろづのことよりも、情《なさけ》あるこそ、男《をとこ》はさらなり、女も、めでたくおぼゆれ。なげの言葉なれど、切《せち》に心に深く入らねど、いとほしきことをば、「いとほし」とも、あはれなるをば、「げに、いかに思ふらむ」など言ひけるを、伝へて聞きたるは、さし向ひて言ふよりもうれし。いかで、この人に思ひ知りけりとも見えにしがなと、常にこそおぼゆれ。

（第二五四段）

ほかのどんなことよりも、情のあるのが、男はもちろん、女も、すばらしく思われる。たとえいい加減な挨拶で、ほんとうに深く心から出たものでなくとも、人の気の毒なことに対しては「気の毒に」とも、また、悲しんでいる場合には「ほんとに、どんなにか悲しいでしょう」など言ったのを、人から口伝えに聞いたのは、面と向かって言われたのよりも、うれしい。なんとかして、その人に、自分がその人の親切に感謝しているということだけでも知ってもらいたいものだと、常日ごろ思われることだ。

お金より、権力より、やさしさ。
人を思いやれること。
それが何より大切なのは、いつの時代でも変わらないはずです。
でも、最近は、人としての〝情〟より、
お金や地位が優先される世の中です。
学校教育は、偏差値で評価され、勝ち組と負け組に分けられ…。
なんだか悲しさの持って行き場所がなく、
いたたまれない気持に包まれることがあります。

薬学部の教育は六年制になりました。
臨床薬学、患者コミュニケーションなど、
私が学生時代にはなかった教科が入っています。

新しい教育はどのように行われていくのでしょうか…。
初等教育や家庭教育の中で、
何より情が大切にされてほしいと願っています。
また、薬剤師は病める人を対象にした仕事です。
薬学教育、特に病院実習や薬局実習などでは、机上では学べない、
人としての気づきを学べる場所であってほしいと思います。

私の薬剤師としての原点は、
恩師二宮英先生から受けた教育にあります。
二宮先生は、国立名古屋病院の薬剤部長を長く勤められ、
後年、名城大学薬学部の教授として
薬剤師教育に大きな功績を残されました。

二宮先生が国立名古屋病院にいらしたとき、
名城大学の中に薬学専攻科の設置に尽力され、
病院で学生を受け入れ、
薬剤師教育に直接関与し指導にあたられました。
先生が、わが国に医療薬学を発足させた功績は大きく、
のちに薬学教育賞を受賞されています。
私は、名城大学薬学専攻科の二期生として、
当時、国立名古屋病院の薬剤部長でいらっしゃった先生と
一緒にすごしました。
その二宮先生が二〇〇八年十一月十六日、黄泉の国に旅立たれました。
私は、未だに先生の死を受け止められないでいます。

というより、先生は、いつも私の中では生きていらっしゃいます。
私は、先生と離れ、東京で仕事をするようになった時から、
いつも困ったとき、何か問題に直面したとき、
二宮先生ならどのように考えられるだろうかと
無意識に考えているように思います。
このことは、私の中にはどんな時にも
先生がいてくださっているということです。
二宮先生から受けた教育。それはまさに、情の教育でした。
そして今、その教えを受けた私たちがすべきことは、
二宮先生から得たものを、
次の世代にバトンをつなげていくことだと思います。

学生であった私たちに、
先生が、愛情と情熱を持って語られた多くの言葉。
その言葉を多くの人に伝えていかなければと思います。
「階段の内側と、外側。
内回りは患者さんに、君たちは外回りを行きなさい。」
ささいなことのように思えますが、
階段の上り下りの最短距離は患者のために。
患者を思いやることの大切さを、
これほど伝える大きな言葉は無いように思います。
こんな日常の行動を一から指導を受けました。

先生から初めてプレセントされた本は、

D・カーネギーの「人を動かす」でした。
その本は、今でも、私の宝物の一冊です。
その本の中の言葉、「私はいちごミルクが好きです。
でも私は魚を釣る時にはミミズで釣ります。」
患者さんと接するとき、
あるいは医療チームの一員としての心構えとして、
先生から何度も言われた言葉でもあります。
「愛されるより愛すること。慰められるより慰めること。
理解されるより理解すること。」
この言葉もよく言われました。
薬剤師としての考えを押し付けないで、
常に相手の立場に立って考え行動しなさい。

先生、店頭で患者さんと接するとき、薬歴をつけるとき、
いつもこの言葉を思い出しています。
私は、この患者さんにとって必要な情報を提供できているか。
そして薬剤師として患者さんを見つめ、
薬剤師としての役割が果たせているか。
患者さんの様子、患者さんの声。患者さんが語った言葉の中に、
薬の有害事象を思わせるものがないかどうか…。

今では、普通に使われるようになった言葉「薬識」。
これは二宮先生の造語です。
なぜ、この薬をのむ必要があるのか。
この薬をのんでいる間、気をつけることは何か。

そんな薬に対する知識を患者が持つことの大切さを伝えたい
との願いが込められた言葉です。
「薬剤師で生きるのではなく、薬剤師として生きてください。」
これは、薬剤師資格で生きるのではなく、
薬剤師として、貪欲に知識を吸収し、それを患者に生かすこと。
国民に対しても、その社会的使命を果たすこと。
薬剤師として生きてください。
すべての薬剤師が、薬剤師の視点を持って、
世の中でその使命を果たすような教育がなされることを願っています。
それから先生は、ご自身の恩師についてもよく語ってくださいました。

「薬学とは、人の健康の保持増進と疾病の治療を目的とし、主として、これに関連する物質を通して、この目的に到達するための学問である。」（伊藤四十二 ファルマシア7（1）.6. 1971.）

二宮先生は、今があるのは、伊藤先生のおかげだといつも語っていらっしゃいました。
薬剤師が次世代の薬剤師を育てる。ということなのですよね。

おほかた、心よき人の、まことにかどなからぬは、男も女も、ありがたきことなめり。また、さる人も多かるべし。（第二五四段）

大体、気だてのよい人で、ほんとうに才能のなくはないという人は、男でも女でも、めったにいないもののようだ。しかしまた、そういう人も多いに違いない。

思いやりがあり、才気ある先生に巡り合えたことを心から感謝しています。

（二〇〇九年二月 記）

13. 憎らしき男／生い先なく…

生《お》ひ先なく、まめやかに、えせざいはひなど見てゐたらむ人は、いぶせく、あなづらはしく思ひやられて、なほ、さりぬべからむ人のむすめなどは、さしまじらはせ、世の有様も見せならはさまほしう、内《ない》侍《し》のすけなどにてしばしもあらせばや、とこそ、おぼゆれ。

（第二一段）

前途に望みもなく、ただ一途《いちず》に夫を愛し家庭を守って、ささやかな家庭の幸福といったものを夢見ているような人は、私にはとても我慢のならない軽蔑《けいべつ》すべきもののように思われることであって、やはりなんと言っても、しかるべき身分の人の娘などは、宮中に女房として出仕させて、広くこの世の中というものを見せて、場馴れさせたいと思うし、できることなら、典侍《ないしのすけ》といった地位にしばらくの間でもつかせてみたいと、そう思われることだ。

千年も昔に、この文章が書かれたことにとても驚きました。
千年の月日が流れたのに、現状はどうでしょう。
やはり、男の気持ちは今も昔も同じということなのでしょう。
でも、考えてみれば、これは男性だけの問題ではないのでしょうね。
多くの女性が、清少納言のように、仕事に積極的にかかわり、
社会の中で様々な人とふれあい、
経験を積むことの大切さを感じていたら、
世の中はもう少し変わっていたのではと、思えてなりません。
確かに、現在は男女平等ですが、
社会の根底にあるものは変わっていないように思えます。

二〇〇九年六月から、改正薬事法が施行されます。

それにあたって、ネット販売が第三類の医薬品以外は
禁止ということに対して、問題提起され、
現在議論がなされています（二〇〇九年三月現在）＊。
ネット販売推進の方々の意見は、
障害者、乳幼児を持った母親、離島などを
薬が入手しにくい人として挙げています。
しかし、離島は別として、
これらの人は本当に薬が入手しにくい人といえるのでしょうか。
弱者は、外出しにくいだろうから、
「薬もネットで購入してください、
外に出なくていい環境作りがやさしい社会です」
とでも言いたいのでしょうか。

「乳幼児を抱えての外出は大変だから、
家の中の限られた空間で過ごしなさい」ということなのでしょうか。

人は、人とふれあい、社会を肌で感じることが大切です。
母親と子供だけ。マタニティブルーや子育てに対する不安。
幼児虐待。
そんな悲しいことにならないようにと、
育児を社会の中でサポートすることが大切です。
子育て支援事業が展開されていく一方で、
外出しなくてもよいように
ネットでの医薬品の入手を許可しようというのは、
矛盾しているように思えてなりません。

子供は社会で育てるものです。
精神的に行き詰っているかもしれない母親に、
「子供に熱がある時にはね、
わきの下や足の付け根を冷やすといいですよ。
水分補給はね…。お母さん、ちゃんと寝てますか…。」
薬剤師として母親と子供の顔を見ながら語り掛けたいと思っています。
「私も、マタニティブルーで大変だったのよ、
育てにくいお子さんっているのよね…。」
そんな女性薬剤師の声も、子育て支援に役立つはずです。
どうぞ行政の方、こんな薬剤師の声にも耳を傾けてください。
様々な偏見、誤解に対しても
女性はきちんと声に出すべきことがあるはずです。

医療は、治療から予防の時代に大きくシフトしてきています。
ワクチン後進国の日本でも、
少しずつですがワクチンが許可されてきています。
諸外国で当たり前のように使用されているワクチン。
そんなワクチンの一つに、子宮頸がんの予防ワクチンがあります。

子宮頸がんの原因の一つが、
HPV（ヒト・パピローマウイルス）の持続感染です。
HPV感染を予防するという発想のワクチン。
世界の100カ国以上で承認され多くの女性に使用されていますが、
日本ではまだ使用できない状態です＊＊。
子宮頸がんは、遊んでいる女性がなる病気よ、といわれのない誤解と偏見。

ピルの許可がなかなか進まなかった背景と似たものを感じます。

乳がんで亡くなられたジャーナリストの千葉敦子さん。

彼女の壮絶ながん闘病記。

その中に、乳房再建術を受ける女性が少ないということに対する理由として、

「ご主人がそんなことしなくていいと言っているから」

ということが挙げられていました。

失った片方の乳房。

体のバランスが崩れて、転びやすくなる、

めまいがするといった様々な不調。

決して外見だけでない、乳房再建術***の必要性。

それすら男性の意見のなかで決められていく
女性の問題点が心に強く残っています。

宮仕へする人をば、あはあはしう、わるきことに言ひ思ひたる男《をとこ》など
こそ、いとにくけれ。（第二一段）

宮仕えする人を、非難すべき、世間体の悪いもののように言ったり
思ったりする男性は、ほんとににくらしいものだ。

貴族の女性は、顔を見られないようにしたそんな時代。

13. 憎らしき男／生い先なく…

宮仕えをして、多くの立場の異なる人々に
顔を知られることがはしたないと言う人を、
憎らしいと清少納言は記しています。

そう、私のまわりにも憎らしき男はいっぱいです。

（二〇〇九年五月 記）

＊二〇一三年六月一四日、すべてのＯＴＣ医薬品のネット販売解禁が閣議決定されました。

＊＊日本では二〇〇九年十二月より使用許可。アメリカや諸外国での使用が開始されたのが二〇〇六年であることを考えるとそのドラッグラグは大きいといえます。ただし、このワクチン接種後の有害事象としてワクチンとの因果関係を否定できない

持続的な疼痛がワクチン接種後に特異的にみられたことが問題となり、その接種にあたって説明するためのパンフレットが作成されていますが、「現在子宮頸がん予防ワクチンの接種を積極的にはお勧めしていません。接種にあたっては、有効性とリスクを理解した上で受けてください。」という接種を受ける人に判断をゆだねるものとなっています。この持続的な痛みは、複合性局所疼痛症候群（ＣＲＰＳ）と呼ばれ、外傷をきっかけとして慢性の痛みを生ずる原因不明の病気で、治療に難渋することも少なくありません。

ワクチン接種をどうするかというのは、「がんのリスク」と「難治性の痛み」の選択であり、その選択を直接国民に問うような行政のあり方は、たとえそれが暫定的なものであったとしても、釈然としないものが残ります。

＊＊＊二〇一三年七月より乳がんの全摘手術後に使う人工乳房などに公的医療保険が適用されることとなりました。

14. 命との距離／近うて遠きもの…

近うて遠きもの

宮のべの祭。思はぬはらから、親族《しぞく》の仲。鞍馬《くらま》のつづらをりといふ道。師走《しはす》のつごもりの日、正月《むつき》の朔日《ついたち》の日のほど。

（第一六一段）

近くて遠いもの

官のべの祭り。情愛のない兄弟、親類の間柄。鞍馬《くらま》のつづらおりという道。十二月の晦日《みそか》の日と正月の一日の日との間。

近いようで遠いものとして清少納言が挙げたのは…。
愛情の無い兄弟や親族。十二月の大晦日の日と元旦。
大晦日からは一日の違いだが、元旦から大晦日は一年の違い。
情を交わすことの難しさや、
物事の視点の違いなどが鋭く表現されていて引き込まれます。

近うて遠きもの。
例えば、薬と命。薬は命にとても近いものですが、
ときにとても遠いものであるようにも思えます。
両親をがんで亡くしたとき、薬物療法の限界を感じたとき。
薬と命はとても遠いもののように思えました。
近うて遠きもの。

開局薬剤師と命。
Aさんは、内分泌疾患とうつ病の治療を継続中の方。
疾病の治療のために、都内の病院までご主人が連れていってくれたと、
嬉しそうに話されたことがあります。
そんなご主人が、自ら命を絶たれたのは、今から一カ月ほど前。
ご主人の自殺の原因。
それはわかりませんが、
その原因があたかも彼女のせいであるかのような、
親族の責めの中、苦しい胸の内を話していかれました。
でも、このような深刻な話を、店頭でされていくことは
Aさんに限らず、決して珍しいことではありません。
薬局では、患者さんとの会話から否が応でも私生活が見えてきます。

そして、その私生活がいかに大きく病気に関与しているか。
薬だけでの治療の限界を知るときであり、
薬や薬剤師が命から遠いものに思えてしまうときでもあります。
しかし、これとは逆に軽医療中心に患者や顧客とかかわっているとき、
命を意識することなく、命から遠い存在にいる薬剤師。
しかし、ときに薬局や薬剤師が、
いかに命と近いところにいるかを実感させられるときもあります。

遠くて近きもの。
例えば、Bさんのあまりにあっけない死。
Bさんは風邪の症状を訴え受診されましたが、
症状がかんばしくなく、翌日も再度受診。

そして最初の受診からわずか四日後に亡くなられました。

原因は劇症心筋炎。

心筋炎の原因として、風邪症候群の原因となる

エンテロウイルス（コクサッキーA群、B群、エコーなど）

などがあります。

ウイルスに感染後、ウイルス血症、ウイルスの心筋への浸潤、

そしてリンパ球による心筋細胞破壊、その結果心筋が障害され、

心臓の機能が低下する疾患です。

単なる風邪として見過ごしてしまった場合。

心筋の炎症が進行し、心筋細胞が破壊され、その結果、

Bさんのように最悪の転帰を取ることもあるということです。

心筋の障害が進行すると、不整脈や心不全症状が生じることになり、動悸、尿量の減少、浮腫（全身性の浮腫が現れる前に、血管抵抗の減弱しやすい、顔や四肢末端に現れるとのことでした）。

また、胃腸への血液の停滞は、嘔吐や腹痛を引き起こす可能性があるとされています。


薬剤師として、風邪の症状に引き続き、確率は低いものの心筋炎を引き起こすことがあるとの認識は、持っていなければならないことでしょう。

そして、風邪が治らない方が、異常な身体のだるさや眼瞼や顔の浮腫、熱がそんなに高くないのに、脈が速すぎる、尿が少ない…。

そんな症状に気づいたら、念のために至急病院を受診してもらう、

心筋炎の可能性を医師に検討してもらうように
伝えるべきかも知れません。

Bさんの死は、一見、命から遠いように思える風邪薬の販売や、
風邪症状の患者への対応について、
それは命にとても近いものであると、
常に意識し真剣に取り組みなさいと、
私たち薬剤師に訴えてくださっているように思えます。

遠くて近きもの
極楽《ごくらく》。舟の道。人の仲。

（第一六二段）

遠くて近いもの

極楽《ごくらく》。舟の道中。男女の仲。

遠くて近きもの。

故郷。両親。過ぎ去った過去。

両親を亡くしたとき、

ただ一人孤独の中に取り残された寂しさに包まれた日々。

しかし、今、私の心の中にはいつも両親が存在し、

見守ってくれている安心感に満たされることがあります。

あまり訪れることがなくなった故郷。

中学時代の同窓会。何十年ぶりでしょう。

子供の頃の思い出。
白髪交じりの顔が、幼いころの顔に重なり、
子供時代の出来事が、つい昨日のことのように思いだされます。
東京オリンピックを真似て、校庭の鉄棒で大車輪。
失敗して腕を骨折した子…。
チャフラフスカ。アベベ…。
オリンピック招致のためにライトアップされた東京タワーは、
遠くにあった私の心の中の東京オリンピックを引き出し、
幼い日々の私に誘ってくれるようです。

（二〇〇九年八月 記）

15.
矢車草と秋桜と／草の花は…

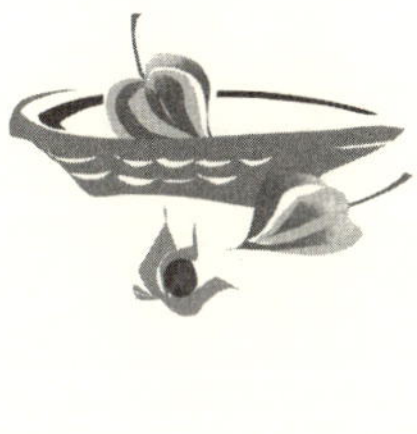

草の花は　撫子《なでしこ》、唐《から》のはさらなり、大和《やまと》のも、いとめでたし。女郎花《をみなへし》。桔梗《ききやう》。朝顔。刈萱《かるかや》。菊。壺《つぼ》すみれ。

（第六四段）

草の花は　なでしこ、唐《から》のは言うまでもなく、大和《やまと》のも、
たいへんすばらしい。女郎花《おみなえし》。桔梗《ききょう》。朝顔。刈萱《かるかや》。菊。
壺《つぼ》すみれ。

草花で素敵なのは、唐撫子《からなでしこ》、大和撫子《やまとなでしこ》、女郎花…と清少納言は挙げています。

唐撫子は平安時代、唐から伝えられ、葉が竹に似ていることから別名石竹とも呼ばれ、大和撫子と区別されています。

日本の花として定着しているこれらの花ですが、千年も前に貴族の心を癒していたと思うと、か弱く見えるその花の中に、命のたくましさを感じます。


私が挙げる草の花は、秋桜《コスモス》、矢車草（菊）、カスミ草…。

子供の頃、庭でのママゴト遊びのごちそうは、秋桜、矢車草…。

秋、公園に咲き乱れる秋桜の美しさ。大好きな花の一つです。

でも、その秋桜が日本に伝えられたのは、明治二〇年頃だとか。
濃い紫の花。矢車草。
あでやかなその色に魅せられて今でも種をまき、
その花に子供の頃を思い出しています。
矢車草はドイツの国花。
ツタンカーメンの墓にたむけられていたことでも有名です。
この矢車草が日本に伝えられたのは、江戸時代とのこと。
私が、大好きな秋桜も矢車草も、
清少納言は目にすることはなかったのですね。

二〇〇九年、北海道、旭川に仕事で出かけた時、少し足を延ばし、
テレビドラマ「風のガーデン」のロケ地として作られた庭を訪ねました。

一面に咲くエキナセア。
初めて目にしたエキナセアは、
中心部が丸く大きく盛り上がり、濃いピンクや白色の花びらは、
空に向かって花を開いているように見えました。
マーガレットに似ていることから、
写真を見て抱いていたか弱いというイメージより、
力強さを感じました。

このエキナセアの存在を知ったのは、一九九八年三月三十一日、
医薬発第三四四号、厚生省医薬安全局長通知によってです。
この通知は、
「エキナセア、エゾウコギ、ノコギリヤシ、マリアアザミ、イチョウ葉、

セイヨウオトギリソウ及びメマツヨイグサについては、
当分の間、「食品」の文字等を容器、被包前面及び内袋に
わかりやすく記載すること等、食品である旨が明示されており、
かつ、医薬品的な効能・効果を標榜しないものについては、
その形状がカプセル剤、錠剤又は丸剤であっても
医薬品に該当しないものとして取り扱うものである」といったもので、
結局この通知は、アメリカで流通しているサプリメントを、
その形状のまま日本で流通させることを可能とするものであり、
規制緩和の流れの中の一つです。

エキナセアは、北米原産のキク科の植物。
ネイティブアメリカンの人たちにとって、〝万能薬〟として、

痛み止めや傷の薬、風邪薬などとして
古くから利用されてきたそうです。
エキナセアには、免疫機能を高める作用があると言われます。
多糖類やカフェ酸誘導体、フラボノイド、精油など、
様々な成分が含まれ、どの成分が、どのような作用を
発揮するのか、不明な点も多いのですが、
エキナセアから得られた多糖類は、免疫細胞であるマクロファージを
活性化することが知られています。
インフルエンザや呼吸器・尿路感染症治療の補助薬として
ヨーロッパでは使用されているとのことです。
日本に流通しているサプリメントの中でも、
風邪やインフルエンザによいと言われる

代表的サプリメントといえます。

この雑誌がお手元に届くころ（原文ママ。二〇〇九年秋のこと）には新型インフルエンザがどのような状況になっているのでしょうか。

インフルエンザの治療や予防。

ワクチン、抗インフルエンザ薬、漢方薬…。

そんな中に、サプリメントを加え賢く利用していただけたらと、思っています。

草の花…

これに薄《すすき》を入れぬ、いみじうあやしと、人言ふめり。秋の野のおしなべたるをかしさは、薄こそあれ。穂先《ほさき》の蘇枋《すおう》にいと濃きが、朝霧に濡れてうちなびきたるは、さばかりの物やはある。秋の果てぞ、いと見《み》所《どころ》なき。色々に乱れ咲きたりし花の、かたもなく散りたるに、冬の末まで頭《かしら》の白くおほどれたるも知らず、昔思ひいで顔に風になびきてかひろぎ立てる、人にこそいみじう似たれ。よそふる心ありて、それをしもこそ、あはれと思ふべけれ。

（第六四段）

草の花…

この中に、薄《すすき》を入れないのは、まったくもって合点《がてん》がゆかないという意見が出そうだ。だいたいが、秋の野の風情というものは、薄がしょって立っているようなものだ。穂先の赤らんだのが、朝霧に濡れて風になびいている風情といったら、ほかにこれほどの物があろうか。ただし秋の終りは、まったくみっともない。さまざまな色どりで思い思いに咲き乱れていた秋草の花が、あとかたもなく散ってしまった後、冬の終りまで、頭がもう真白にボサボサになってしまったのも知らぬげに、昔の盛りの時を思い出しているような風情で、風になびいてゆらゆら立っている様は、まるで人間の一生のようだ。人生の象徴といった意味をそこに読み取って、そうした薄の姿に特別感慨をもよおす人もおそらくいるに違いない。

秋の野のススキの素晴らしさ、その美しさ。
しかし、秋も終わり、綺麗だった花が散った後、
ススキが冬の終わりまで頭が白くボサボサになっているのも知らず、

昔を思い出して風になびくのは人に似ている…。
と清少納言は記しています。
なんだか、見方によっては
今回の衆議院選挙（二〇〇九年八月、民主党政権発足）を
皮肉っているように思えるのは私だけでしょうか。

（二〇〇九年十一月記）

16. 琵琶湖のほとりで／過ぎにしかた恋しきもの…

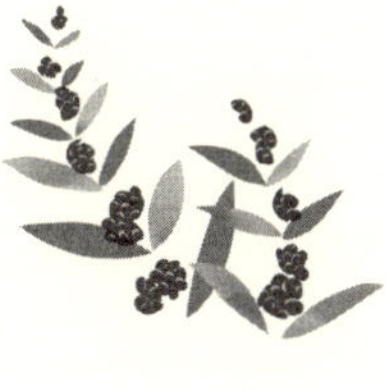

過ぎにしかた恋しきもの

枯れたる葵《あふひ》。雛《ひひな》遊びの調度《でうど》。二藍《ふたあゐ》、葡萄染《えびぞめ》などのさいでの、押しへされて、草子《さうし》の中などにありける、見つけたる。また、をりからあはれなりし人の文《ふみ》、雨など降りつれづれなる日、さがし出でたる。去年《こぞ》のかはほり。

（第二七段）

過ぎ去ったころのことが恋しく思い出されるもの
祭の時からそのままになっている枯れた葵《あおい》。お人形遊びの道具類。二藍《ふたあい》や葡萄《えび》染《ぞ》めなどのきれじが、ぺちゃんこになって本の中などにはさまっているのを見つけた時。また、おりがおりであったので非常に心を動かされた人からの手紙を、雨など降って所在ない日に、さがし出した時。去年使った夏扇。

過ぎ去った昔を思い出されるもの。
人それぞれ、ふと目にしたものから、
いろいろなことを思い出しますよね。
嫁ぐ準備、自分の部屋の整理。
子供の頃遊んだミルク飲み人形。
その着せ替え用の服は、私の自慢。
私の服はすべて母の手作り。もちろん、人形の服とお揃いです。
その人形を手に、母や父との生活。
幼い日々を思い出しながら。結局、部屋はそのまま。
中学の同窓会。
卒業アルバムの中の顔は、私を幼い日のみっちゃんに誘ってくれます。
夫との小さないざこざや、喧嘩。

そのとき、ふと目にとまった小さなネックレスなど
プレゼントされたアクセサリー。
五月五日。毎年、撮り続けた写真。
菖蒲を頭に巻いた入浴時の子供と夫。
これらの物が、私たち家族を
つなぎとめてくれていたようにも、思えます。
思い出すのは幼い日々のこと。
思い出すのは若き日のこと。思い出すのは去年のこと。
思い出すのは昨日のこと。
両親、今は亡き多くの人たち。
でも、彼らは私の中で、今でも生きています。
今年、恩師を亡くした友人が、

「先生の記憶の中にあった自分。
先生の中にあった自分も無くなってしまった。」
人が死ぬということは、こういうことなのねと、
悲しさを語っていました。

「認知症」。
愛する人が、記憶をなくしていくとき。
それを介護する人の気持ちはいかばかりでしょうか。
同じ写真を見ても、同じ時間を共有していたのに、
同じ思い出につながらない悲しさ。
認知症の母親を介護している友人が、
わかっているのよ。やさしかった母のこと。

わかっているのよ、大切に育ててくれた母のこと。
でも、「どちら様ですか。ご親切にありがとう。」と言われると
涙が出るの。

「ピック病」。

その母親を、薬局を経営しながら介護していた今は亡き友人。

ギリギリまで自分の力でと頑張り続けていた彼女。

「母がね、下着姿でお店に出てきて、お客さんに殴りかかって…。

一人での介護は無理。」と泣きながらの電話。

「でも、親を捨てるような気がして、施設にはお願いしたくないの…」。

翌日、彼女からの電話は明るい声。

「院長先生にね、あなたの中のお母さんはどんな人ですかって、

聞かれたの。病気になる前の、やさしい母のことを話したらね。
あなたの中のお母さんを、その思い出のままにしておきましょう。
お母さんの名誉を守るために。お母さんを当院でお預かりします。
って言われたの。ちょっと、心が軽くなったわ。」

「クロイツフェルト・ヤコブ病」。
プリオンが原因のこの病気。牛海綿状脳症（ＢＳＥ〝狂牛病〟）で多くの人に知られるようになりました。
しかし、薬剤師として忘れてならないのは、
この病気で亡くなった人の角膜や脳硬膜を移植された人が、
この疾病を発症し、そして亡くなられたこと。

16. 琵琶湖のほとりで／過ぎにしかた恋しきもの…

二〇〇九年秋、滋賀県で日本薬剤師会学術大会が開催されました。
ポスター発表の会場である体育館の横に小さな公園がありました。
そこに、「薬害根絶の碑」を見つけました。
薬害ヤコブ病全国患者家族の会によって建立され、
その題字は坂口力厚生労働大臣（当時）によるものだそうです。

どうして　こんな病気になったのだろう。
どうして　こんな悲惨な目に遭わなければならなかったのだろう。
ヒト乾燥硬膜を移植されて、多くの人が亡くなりました。
残された家族の心には生涯癒えることのない傷を残しました。
私たちは無念の思いで亡くなった人を偲び、
また薬害ヤコブ病のように

悲惨な被害を起こさないように願って、
この碑を建てました。

薬害ヤコブ病全国患者家族の会
二〇〇三年三月二十三日 建立

学術大会の合間に、琵琶湖を眺めながらその碑を見つめていたとき、大学の授業の中で習った薬害や副作用の歴史が浮かんできました。スモン、サリドマイド、クロイツフェルト・ヤコブ病…。

しかし、薬害で一度は薬としての命を絶たれたと思われたサリドマイドも、新たな薬として使用されるようになってきました。

これが薬を使う知恵というものです。

人の死は、その人の中にあった記憶や経験、
知恵をも無くしてしまいます。
歴史は、その時代に生きた人が亡くなったとき、
また、同じ過ちを繰り返してしまうのでしょうか。

清少納言。
千年も前に、あなたが書いた枕草子は、
いつの世も変わらぬ人の姿を、あなたの生き生きとした感性を、
これからも多くの人に伝えていくことでしょう。
あなたは、琵琶湖をどんな思いで見つめたのでしょうか。

薬剤師として、薬害防止、副作用防止、

そのために何ができるのかをいつも考えて行動したいと思います。
「薬害根絶の碑」は二度と薬害を繰り返さないでと、
愛する人を亡くした人たちの叫びです。
「薬害根絶の碑」が、そこにある限り、
いえそれが朽ちはてたとしても、
その思いを、受け継ぎ伝えていかなければならないと思いながら、
母なる湖、琵琶湖を眺めていました。

（二〇一〇年二月 記）

17. 言葉も常識も／ふと心劣りとかするものは…

ふと心劣りとかするものは、男も女も、言葉の文字《もじ》いやしう使ひたるこそ、よろづのことよりまさりて、わろけれ。ただ文字一つに、あやしうあてにもいやしうもなるは、いかなるにかあらむ。さるは、かう思ふ人、ことにすぐれてもあらじかし。いづれをよしあしと知るにかは。されど、人をば知らじ、ただ、ここちにさおぼゆるなり。

（第一八八段）

途端に、幻滅とかを感ずるものは、男でも女でも、会話に下品な言葉遣いをしたのは、それこそ何よりもまさって、みっともないものだ。ただ使う言葉次第で、不思議に、上品にも下品にも聞こえるのは、いったいどうしたわけからなのであろう。しかし、そうは言っても、こんなことを思う私にしてからが、格別人よりすぐれた言葉遣いをしているわけでもあるまい。いったいどういう基準でどれがよい、どれが悪いと、判断できるのだろうか、あやしいものではある。しかし、人のことは構うまい、ただ私の主観で、よい、悪いと思われるのだ。

急に幻滅するのは、言葉づかい。
言い方一つで上品にも下品にもなるのは不思議なこと。
私自身すぐれているわけではないが…と、
清少納言は記しています。
きれいな日本語。人を相手にする薬剤師にとって大切です。

患者さんとの会話。
薬の説明も、患者さんからの情報収集も、
「はじめに言葉ありき」です。
でも、その言葉。相手に合わせた言葉使いが必要です。
「おばあちゃん…」との声かけに、
「私のことを、おばあちゃんと呼べるのは、私の孫だけです」

との返事。ごもっとも。
「○○様」との声かけに、
「この薬局は他人行儀ね…。○○ばあちゃん、でいいのに…。」
そんな言葉に、急に親近感がわいてきます。
患者さんからの、薬剤師への接し方によって、
こちらもその話し方を変化させることが必要です。
同じ言葉でも、そこに込められた思いや、声のトーン、スピード。
多彩な表現方法を身につけておくことが必要です。
薬学教育の中にも、コミュニケーションスキルが
大きく取り上げられるようになり、歓迎すべきことです。

薬剤師として、当たり前に使っている言葉。

時には、真剣に考えてみることが必要です。
「投薬」。薬を投げ与える。乱暴な印象を受ける言葉。
だから、看護師さんが使用するのは「与薬」だそうです。
でも、与薬は…。与える。目上の人から目下の人に…。
なんだか私自身、受け入れがたいものがありました。
そんなとき、佐谷圭一先生（元日本薬剤師会会長）が、
投薬の言葉の由来を鎌倉時代に描かれた涅槃図を見ながら
話してくださいました。
お釈迦様の臨終の絵。横たわるお釈迦様の周りで嘆き悲しむ人や動物。
その上に大きく生い茂る沙羅双樹。
さらにその上には、お釈迦様の母、摩耶夫人。
そして、沙羅双樹の木の枝には大きな袋が描かれています。

わが子であるお釈迦様に助かってほしい。
そんな願いを込めて、母である摩耶夫人が
天空から投げた薬の袋だそうです。
投薬。その言葉の由来は、ここからきているとのこと。
薬は、「何とか治ってほしい。」
そんな切ないほどの母の愛情とともに、天からの贈り物である。
そんな意味を背景に生まれたのが「投薬」。

薬を、患者さんに渡すとき。
その薬が生まれるまでの研究者、開発にかかわった多くの医療関係者。
そして治験参加された多くの患者さん。
それらすべての成果と患者への愛情を持って渡すのが投薬。

言葉の背景を考えてみることはとても素敵です。

添付文書。そこに書かれた副作用。
その背景には、その副作用を経験された患者さんも
いらっしゃるでしょう。
もちろん、亡くなられてしまった方も。
添付文書に書かれた副作用、
その背景も考えて投薬に臨みたいと思います。
副作用に記載された言葉。劇症肝炎、間質性肺炎、血液障害…。
これについて、患者さんにどのように伝えましょうか。
その具体的症状は。過去にこの副作用を経験した人は、
どんな症状で気付いたの。

この副作用の早期発見のために、
服用中の患者さんには、何を観察してもらえばいいの。
副作用。
その表現は、その背景にあるものまでを理解し伝えるのが大切です。

言葉。話し方。人との対応でとても大切です。
しかし、もっと大切なのは、専門家として何を語るかということです。
言葉がいくらきれいでも、相手に好印象の話し方ができても、
薬剤師はアナウンサーではありません。
今年（二〇一〇年）行われた第95回薬剤師国家試験問題。
高尿酸血症の患者さんへの服薬指導に関する出題。
回答の選択肢の中には、

「一日の尿量が２L以上になるよう多めの水を飲むように説明した。」
「尿をアルカリ化する食品を摂るように説明した。」といったものも。
もちろん診断に関する問題も多く、
私が受けたころの国家試験問題との違いに愕然とします。
薬剤師の必要な能力を有しているかどうかを問うのが国家試験。
私自身、今回の国家試験を受験したら受からないのではと
不安になりますが、
いつも一年に一回、国家試験問題にチャレンジし、
現在の自分がその能力を有しているかどうかを
考えてみることも必要なのではと思います。
さらに、国家試験問題から考えるべきことは、
国が必要としている能力を社会に活用しているかということです。

高尿酸血症の患者さんに、薬以外の説明を
その患者さんのバックグラウンドまでを考慮して伝えているか、
考えさせられてしまいました。
でも、痛風の患者さん。
その発作の痛みから、その知識は薬剤師以上であることも
よく経験します。
専門家としての知識が、患者さんから試されているのではと、
感じることも時々経験します。

患者対応時、よく言われるのは、患者と同じ土俵で話すこと。
ここで思い浮かぶのは、専門用語を平易な言葉で伝えること。
もちろんそれは十分考えて対応しなければならないこと。

でも、逆に、薬剤師が患者さんと同じ土俵に上がるために、必死に勉強し、はい上がらなければならない場合もあります。美しい日本語を話される方には、美しい日本語で。専門用語で話される方には、専門用語で。

以前、「スイノミ、ありますか」との質問に「スイノ実」を連想し、「うちには置いてありませんが、果物屋さんはどこにありますかね…」と、尋ねたスタッフがいました。

薬、疾病。専門的知識が十分であっても一般常識が欠落…。それも困りものです。

（二〇一〇年五月 記）

18. 刺繍の裏／むつかしげなるもの…

むつかしげなるもの

繍《ぬひもの》の裏。鼠《ねずみ》の子の毛もまだ生《お》ひぬを、巣の中よりまろばし出でたる。裏まだ付けぬ裘《かはぎぬ》の縫《ぬ》ひめ。猫の耳の中。ことにきよげならぬ所の、暗き。

ことなることなき人の、子などあまた持《も》てあつかひたる。いと深うしも心ざしなき妻《め》の、ここちあしうして久しうなやみたるも、夫《をとこ》のここちはむつかしかるべし。

（第一五〇段）

むさくるしいもの

刺繍の裏。鼠の子の毛もまだ生えていないのを、巣の中からころがし出したの。裏をまだ付けてない裘《かわぎぬ》の縫いめ。猫の耳の中。格別きれいでもない所の暗いの。たいして美しくもない人《ひと》が、たくさんの子供の世話などにかまけているの。そうたいして深くも愛していない妻が、病気で長いことふせっているのも、夫の気持としてはいやなものだろう。

うっとうしくて不快なもの。
きれいな刺繍も裏を見ればゾロゾロと毛羽立った糸、
まだ毛も生えていないようなネズミの子が
巣から転がりでてきたもの…。
たいしたことのない人が、
子供をたくさん持って持て余しているもの。
あまり愛していない妻の体調が悪いのも、
夫としてはうっとうしいことでしょう。

むつかしげなるもの。
刺繍の裏や、毛皮の裏の縫い目。
確かになんだか…。見たくないものです。

きれいで才能がある人で、
子供たちにも立派に教育をつけていれば、
子だくさんは、尊敬されること。
愛している妻であれば、
病弱でも愛おしくて守らなくてはならない存在。
そんな妻をいたわる夫は素敵な人…。
でも、世の中は無情です。
どんなに愛し、愛おしい存在であったとしても、
病んでいる人の介護が負担になったとき、その存在は、
やはり「むつかしげなるもの」になるのではないでしょうか。

二〇一〇年五月二十日。

厚生労働省より「二〇〇九年国民生活基礎調査」の結果が
発表されました。
その結果、65歳以上のみの高齢者世帯数が
前年比4・0%増の962万3千世帯と過去最高を記録し、
全世帯に占める割合が、20・0%と初めて2割台となっています。
このうち、独居高齢者が
前年比6・4%増の463万1千人になっています。
一九八九年（平成元年）の高齢者世帯数が、
305万7千世帯、独居高齢者が159万2千人ですから、
この20年間の変化に驚かされます。
高齢者世帯数は、20年間で約3倍になっています。
高齢者人口の増加は、死亡者数の増加にもつながります。

二〇〇九年に114万4千人だった死亡者数は年々増加し、
二〇三八年に170万人とピークを迎えると予測されています。
現在、医療機関での死亡者数の割合は約8割とされていますから、
死亡者数の増加は、どう考えたらよいのでしょうか。
入院できない人は、どこで最期のときを迎えるのでしょうか。
病院に入院することもできず、
一人で孤独のうちに亡くなる人が増えていくのでしょうか。
それとも、老老介護で疲れ果て、病んだ配偶者を
「むつかしげなるもの」と暴力をふるうことになるのでしょうか。
それとも、お互いをいたわり合い、
子供たちに迷惑をかけないように、
子供に「むつかしげなるもの」と言われないように、

二人でひっそりと自らの命を断つのでしょうか。
なんて悲観的になると、まるで刺繍の裏側状態。
きれいな表の刺繍を、これからの高齢社会の中に描くことが必要です。

生活習慣病の予防。寝たきりにならないための対策。
軽医療では病院の受診はしないで、セルフメディケーションで対応。
医療の介入が必要となったとき、
安心して受けられる医療制度の確立。
高齢者を孤立させない社会づくり…。
なんて、総論は思い浮かぶのですが…。政治に期待。
でも、大丈夫かと不安が…。

自分でできること。薬剤師としてできることは何か…と考えると、
はてさて頭を抱えてしまいます。
開局薬剤師の仕事は、いつも受け身状態。
処方せんを受け取り、そこから仕事がスタート。
ＯＴＣ医薬品も、患者さんが購入にいらして初めて仕事がスタート。
薬剤師は真面目に、目の前の顧客に対応していると思います。
しかし、社会に対して一体どんな取り組みをしてきているでしょうか。
受け身ばかりの薬剤師の仕事を変化させなければならないときが、今。
薬剤師の業務として保険点数上、評価されてから動くのではなく、
今から二〇一二年の調剤報酬改定に向けて積極的に、
薬剤師としてできることに思い切り取り組むことが必要です。

健康を維持するために必要なのは
決して医療用医薬品だけではありません。
ＯＴＣ医薬品、そしてわが国では食品と位置づけられ、
その使用が大きく問題となることもあるサプリメント。衛生材料…。
在宅医療に関わる薬剤師の役割は
医療用医薬品を届けるだけではありません。
日本独自の配置販売というシステム。
薬剤師として今一度見直して
新たなスタイルとして取り入れたいと思います。

薬剤師として、目の前の生活者や患者が、よりよく生きるために、
より安らかに生涯を終えることができるように。

薬剤師として、提供できるものは何かを考え
取り組んでいきたいと思います。

それにしてもむつかしげなるもの。
現在の政《まつりごと》…

（二〇一〇年八月 記）

19. 薬あるところに／にげなきもの…

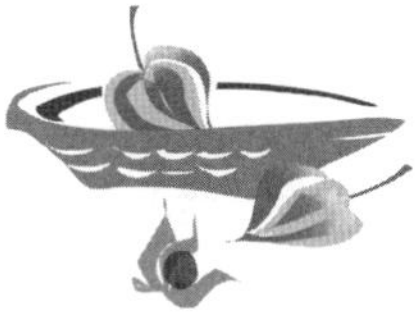

にげなきもの

下衆《げす》の家に雪の降りたる。また、月のさし入りたるも、くちをし。月の明《あか》きに、屋形《やかた》なき車のあひたる。また、さる車に、あめ牛かけたる。また、老いたる女の、腹高くてありく。若き男持ちたるだに見苦しきに、異人《ことひと》のもとへ行きたるとて、腹立つよ。老いたる男の、寝まどひたる。また、さやうに鬚《ひげ》がちなる者の、椎《しひ》つみたる。歯もなき女の、梅食《むめく》ひて酸《す》がりたる。下衆《げす》の、紅《くれなゐ》の袴《はかま》着たる。このころは、それのみぞあめる。

（第四二段）

ふさわしくないもの

下々の者の板屋《いたや》に雪の降った光景。また、そうした家に月の明るくさし込んだのも、せっかくの月明が台なしだ。月の明るい夜、屋形《やかた》のない車に出会った時。また、そんな車にあめ牛をかけたのも。また、年とった女が、大きなお腹《なか》をかかえて出歩くさま。若い夫を持っているというだけでもみっともないのに、その夫が、ほかの女の所に通うようになって寄りつかないといっては、腹を立てるのだから、あきれる。

年老いた男の、寝ぼけたさま。また、年老いたひげづらの男が、椎の実を前歯でかんでいる様子。歯もない婆さんの、梅を食べてすっぱがった顔。下級の女官の、紅《くれない》の袴《はかま》を着たの。近ごろは、皆そんな装《なり》のようだが——。

似合わないもの。
下衆の家に雪が降っている様子。
月の光が差し込むのもくちおしい、と清少納言は記しています。

下衆。身分が低く卑しいもの。
貴族社会の中で、雪や月を愛でるのは
貴族だけでなければならない。そんな迫力で迫ってきます。

年をとって妊娠している女性が
大きなお腹をかかえて息を切らして歩くこと。
若い夫を持っていることもみっともないのに、
他の女のもとへ行くことに嫉妬すること。
年老いた男の猫なで声。

身分の低い女が紅色の袴をはいていること。などなど…
似つかわしくないものとして、
身分や年齢に不相応なものを列挙しています。
今の、時代感覚からこれらを読むと、
とても辛辣で、清少納言が特権階級の嫌な人に思えてしまいます。
でも、この時代の貴族の意識など計り知ることができません。
もしかしたら、当たり前の感覚だったのでしょうか。

現代は、雪も月の光も太陽も平等に降り注いでいます。
高齢出産は当たり前。50歳を過ぎての人工授精も、
にげなきものではないようです。
今の時代の、似つかわしくないものとは

何があるのだろうかと考えてみたとき、
すぐには思い浮かばないほど、
平等の意識の中で生活できることを感謝しないではいられません。
でも、考えてみれば、
それは、私自身が分相応の世界の中で生きているだけのこと。
私が、フランス語でしか記載されていないメニューの
フレンチレストランに行けば。
やはり、それは、にげなきもの。
「一見さんお断り」最初から門前払いのお店も…。
格差は、どこにでも存在します。
ただ、その格差を自分の努力で解消できる世の中であってほしいと
願わずにはいられません。

19. 薬あるところに／にげなきもの…

不妊に苦しむ女性。
様々な不妊治療に大金を出せる人だけが
自分の子供を手にすることができるのでしょうか。
ドラッグラグ。
日本でまだ許可されていない抗がん剤。
民間のがん保険の中には、
日本未発売の薬でも加入者の個人輸入で使用可能とするものも…。
質の高い医療を受けるためには、
今後ますますお金がものをいう時代になるのでしょうか。
医療にも貧困差による、分相応が存在するようです。

にげなきもの。薬剤師の調剤報酬と考える人がいらっしゃるようです。

この国家財政が切迫しているときに薬局の薬剤師まで、保険で養う必要は無いと言わんばかりの、事業仕分け第3弾で対象となるとされている医薬分業。

保健師助産師看護師法第三七条

保健師、助産師、看護師又は准看護師は、主治の医師又は歯科医師の指示があつた場合を除くほか、診療機械を使用し、医薬品を授与し、医薬品について指示をしその他医師又は歯科医師が行うのでなければ衛生上危害を生ずるおそれのある行為をしてはならない。ただし、臨時応急の手当をし、又は助産師がへその緒を切り、浣腸を施しその他助産師の業務に当然に付随する行為をする場合は、この限りでない。

チーム医療推進に関する検討会資料には、
保助看法の包括的指示が成立するための具体的要件として、
薬に関しては、
・患者の状態に応じた薬剤の選択・使用
・疼痛、発熱、脱水、便通異常、不眠等への対症療法
・副作用出現時や症状改善時の薬剤変更・中止
これにより、在宅療養中の患者に対して、必要に応じ検査を実施しながら全身状態を把握した上で必要な薬剤を使用することにより、摂食不良、便通異常、脱水等に対応することが可能となり、在宅療養の維持に資することとなる。

また、術後管理が必要な患者に対して、患者の状態に合わせて必要な時期に必要な薬剤（種類、量）を使用することが可能となり、状態悪

化の防止、術後の早期回復等、患者のＱＯＬの向上につながることとなる。」と記載されています。

もちろん薬剤師についての記載もあるわけですが、
その記載は、「在宅医療を始めとする地域医療においても、薬剤師が十分に活用されておらず、看護師等が居宅患者の薬剤管理を担っている場面も少なくない。」となっています。
薬剤師をもっと活用すべきである。との論調は間違いないのですが…。
この裏にある特定看護師制度等は、
やる気の無い薬剤師はいらないと
切り捨てられていくような危機感を感じます。
服薬指導や相互作用のチェック、医師への疑義照会、副作用の早期発見のための患者介入。
無駄な医療費削減のための薬学的検討…。
薬剤師って本当にそんなことしているの…。と、
言わんばかりの大合唱が聞こえてくるようです。

にげなきもの
在宅に取り組む薬剤師

そんなことを言われないように、
今こそ、現実から目をそらさず向き合い、
薬剤師の力を発揮しましょうよ。
薬があるところには、どこにでも薬剤師の存在があると。

薬にもっとも似つかわしいのが薬剤師。
後輩の、未来の薬剤師がその職能を発揮できる環境を
今こそ作り上げなければ…。

（二〇一〇年十一月記）

20. 遺伝子と個性／絵に描き劣りするもの…

絵に描《か》き劣りするもの

なでしこ。菖蒲《さうぶ》。桜。物語にめでたしといひたる男《をとこ》、女《をんな》の容貌《かたち》。

（第一一二段）

絵に描いて見劣りするもの

なでしこ。菖蒲。桜。物語にすばらしいと書いてある男、

女の顔かたち。

絵に描くと本物と比べて劣るものとして
挙げられているのは、なでしこ。
絵に描いたとき、あの可憐さや繊細さは…。
やはり、本物にはかないませんよね。
菖蒲の香りも、風に舞う桜も…。
時々刻々と変化する自然。その一瞬をとらえる絵。
動きや、香りや、触覚で感じるもの…。
絵では表現できないものがあります。
物語に出てくる美男美女。
物語を読みながら、想像する姿形は人それぞれ。
やはり、絵に描かれてしまうと…。
誰もが思う完璧な美男美女など存在しませんものね。

本を読むとき。頭に浮かぶ映像は、百人百様。
一人ひとり違ったとらえ方ができるからこそ、
同じ本を読んだ人との会話も広がりを見せていきます。
でも、最近の国語教育はどうなのでしょうか。
読後の感想は、同じでなければならないような風潮を感じます。
同じものを見たとき、同じように感じなければならない。
そんなことはないはずです。
と、書きながらも典型的な日本人である私は、
やはり、一人だけ異なった考えを持ったとき、不安になり、
皆と同じような考えのとき、安心感を覚えます。
もちろん、そんな自分に思わず苦笑いが出てしまうこともあります。

ＤＮＡ。
こんな思考回路も、遺伝子に組み込まれているのでしょうか、それとも、後天的に獲得したものでしょうか。

遺伝。
それを伝える染色体は２本ずつ対になっており、
人では22組の常染色体と１組の性染色体の46本からなっています。
それぞれの染色体は、
常染色体の対になっている各１本（相同染色体と呼ばれる）と性染色体の１本、合わせて23本が、両親から均等に伝達されます。
各相同染色体の対応する領域には、
各種の形質発現に関与する遺伝子が相対して配列されています。
例えば血液型の場合、それぞれの血液型を発現する遺伝子

A、B、Oのように発現する形質が異なる場合、
それぞれの遺伝子を対立遺伝子、あるいはアレルと呼びます。
そして、遺伝子として同じアレルを持つものをホモ接合体、
異なるアレルを持つものをヘテロ接合体と呼びます。
ABO式血液型の場合、それぞれのアレルが
AA型、BB型、OO型はホモ接合体、
AB型、AO型、BO型は、ヘテロ接合体です。

遺伝的に伝えられる情報に、薬物代謝酵素があります。

ある薬物の薬物代謝能、代謝速度が遺伝的に異なる場合、
それぞれの代謝能の状態に応じて、4つに分類されます。

①Poor metabolizer（PM）：薬物の代謝が極めて遅い
②Extensive metabolizer（EM）：ＰＭと対比して、代謝が速い。通常は正常の代謝能を持つ場合とされる
③Intermediate metabolizer（IM）：ＰＭほどでないが、ＥＭよりは代謝が遅い
④Ultrarapid metabolizer（UR）：ＥＭに比べても、代謝がかなり速い

遺伝子変異により、通常とは異なった表現型（見てわかる現象のタイプ：phenotype）が１％以上見られる場合を遺伝子多型と言いますが、ＣＹＰ（薬剤代謝酵素）に見られる遺伝子多型は、遺伝子の一塩基置換（single nucleotide polymorphism：SNP、スニップ）や欠損、重複等の変異によりますが、

中でも一塩基置換は頻度が高いとされています。
スニップが遺伝情報を伝える上で重要な部分に起こると、
ＣＹＰの産生停止等による活性の低下、欠損が起こり、
先天的に代謝能の低い例が出現することになります。
薬物の相互作用においても、もともと代謝能が低下している例では、
代謝阻害薬による影響が出やすく、
相互作用が強く起こる可能性があるわけです。
CYP1A2は、カフェインなどのキサンチン系薬剤の代謝に
関与することや、喫煙、炭火焼の食品などの摂取で、
誘導を受けやすいといったことが知られていますが、
遺伝子多型としては、CYP1A2＊1C（−3860G＞A）は活性が低く、
CYP1A2＊1F（−163C＞A）遺伝子は、

誘導を受けやすいと言われています。
これらの遺伝子をヘテロやホモで受け継いだ人は
注意が必要ということです。
この他にも臨床上はCYP2C、2D6で
遺伝子多型が問題となることが多く、
逆にCYP3Aでは、遺伝子多型はほとんど見られていません。
遺伝子検査をしてから、薬物用量を決定する。
そんな時代は遠い未来のことではなく、
もうすでに実施され始めています。
薬科大学での実習では、すでに遺伝子を調べる実習もなされています。
薬局でも、これらの情報が活用された業務に
広がりを見せていくことでしょう。

描きまさりするもの
松の木。秋の野。山里《やまざと》。山道《やまみち》。
逆に、描いて見栄えのするもの
松の木。秋の野。山里。山道。

（第一一三段）

描（書）きまさりするもの
六年制の薬学部でのカリキュラム。

さて、現場とのギャップは…。

（二〇一一年二月記）

21. 移りゆく季節の中で／ただ過ぎに過ぐるもの…

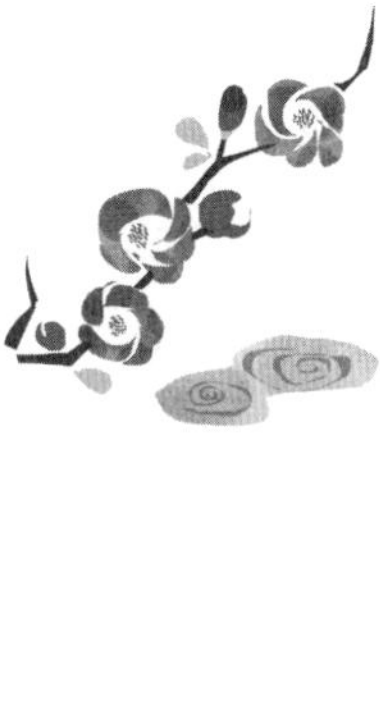

ただ過ぎに過ぐるもの

帆かけたる舟。人の齢《よはひ》。春、夏、秋、冬。

（第二四五段）

さっさと過ぎ去るもの

帆をかけた舟。人の齢《とし》。春、夏、秋、冬。

ふと、自分の歩んできた時を振り返るときがある。
両親も私の愛した人も、お世話になった人も。
多くの人が過ぎ去っていった。
まるで、海の彼方に見えなくなった舟のように。
二〇一一年三月、酒屋のおじさんが亡くなりました。
保育園に私の子供を迎えに行き、私が仕事から帰るまで、
食事をさせお風呂に入れて…。
きっと、彼とその家族がいなければ
私は仕事を続けられなかったでしょう。
そんな彼も、ピンクのバラに包まれて過ぎていった。

東日本大震災。

多くの命を送るために、菊の花が東北に送られた。
だから、彼を送るのはバラの花と白のカーネーションでした。
消えた菊の花。どれほどの人が、どれほどの悲しみの中にあるのか…。
それでも、自然は時を刻み、
被災地にも春が来て、桜が咲き、若葉萌える初夏を迎えています。
ただただ過ぎていく自然。その中で人は歳を重ねていく。
しかし、人の歳はただ過ぎ去るものではない。
過ぎ去った人たちを、巡りくる季節を、様々な経験を、
思い出として、知識として、知恵として蓄えていくはずです。

医療や薬は、研究に関与した多くの人の知恵や、
病から人を救おうとした思いが積み重なって進展してきたものです。

もし、プロトンポンプインヒビターが存在したら、
胃潰瘍で亡くなったとされる夏目漱石は、
その後、どんな小説を残したのでしょうか。
幻覚、幻聴があったとされる漱石。
もしそれが薬で抑えられたとしたら、
彼が残した小説は、どんな内容になっていたのでしょうか。
抗結核薬が存在していたら、
正岡子規は、どんな活動をし続けたのでしょうか。
野球を楽しんだのでしょうか…。俳句は…。漱石との関係は…。
どんなに優れた薬も、過去を、この世を過ぎ去っていってしまった人を、
戻すことはできません。
でも、これらの薬は、

今、苦しんでいる人を未来の人を救うことができます。

病《やまひ》は　胸。もののけ。脚《あし》のけ。　（第一八三段）

病気は　胸。もののけ。脚のけ。

平安時代の死因として高かった脚気。
ビタミンB_1不足によって引き起こされるこの病気。
その理由がわかった現在でも、決して過去の病気ではありません。

東日本大震災から約一カ月たった二〇一一年四月六日〜十日の
三県全避難所に対する実態把握結果。
1,047カ所の調査で、回答があった323カ所の結果によれば、
総評として食事は一定程度行き渡っているが、
未だ温かい食事の提供ができていない避難所が7カ所あるとしている。
さらに詳しく見ると、
毎日おにぎりとパンのみ（0・3％）、
おにぎりやパンに、時々、おかずが加わる（1・9％）、
おにぎりやパンに、時々おかずや温かい物が加わる（22・3％）、
毎日、おにぎりやパン、おかずが出るほか、時々温かい物が加わる
（15・5％）、
毎日、おにぎりやパン、おかずに温かい物が食べられる（60・1％）、

となっている。
また、五月二日に公表されたデータによれば、
四月二十日〜二十四日の調査において、
おにぎりとパンのみの避難所は1カ所。
温かい物を提供できていないところが3カ所となっている。
もちろん、回答が寄せられていない避難所のことは不明であるが、
一カ月半たっても、おにぎりやパンのみしか
提供できていない避難所の存在に驚くとともに、
食事は、おかずや温かい物が提供できればよいというのだろうか。
なぜ、栄養バランスの大切さがすべての避難所で問題とされないのか。

私たちの健康な体、健康な精神活動は、

食べた物によって維持されます。
最低限必要なのは、そのための栄養素の提供です。
ビタミン、ミネラル、アミノ酸。
サプリメントで補給することも大切です。
救護所によっては、総合ビタミン剤が
配布され始めた所が出てきました。
すべての方に行き渡ってほしいと思います。
今後は、おにぎりや菓子パンとともに、総合ビタミン剤が
一緒に配布されるのが当たり前になってほしいと願っています。

ビタミン剤やドリンク剤、そして栄養素を補うサプリメント。
滋養強壮剤やサプリメントは、

その役割を正当に評価されていないように思えてなりません。
食事から摂取できない物を補えばいいのです。
でも食事は、自然の食品がいい…。しかし、どのような状況でも、
それにこだわる必要があるのでしょうか…。
避難所だけなく、病院で、家庭で、錠剤を飲めばすむとは
考えませんが、食の楽しみと栄養バランス。
バランス感覚を持って生活に取り入れられていくことが大切です。

薬剤師は、救護所でも大活躍です。
医療用医薬品の鑑別に、ジェネリック医薬品の鑑別に。
患者さんへの服薬指導に…。以前の震災の時とは大違い。
でも、本当の薬剤師の底力は、そんなものではないはずです。

アルコール消毒しすぎた手荒れ対策は…。便秘の人は…。
口内炎は…。のどを痛めた人は…。
被災地を舞うほこりで眼を痛めた人は…。

季節は初夏から夏へ…。ただ過ぎていきます。
熱中症対策。汗疹対策。虫さされ対策…。
ヘルスケアに果たす薬剤師の役割を忘れてはならないと思います。

(二〇一一年七月 記)

22. 桔梗の蕾／九月ばかり…

九月ばかり、夜一夜《よひとよ》降り明《あか》しつる雨の、今朝《けさ》は止みて、朝日いとけざやかにさし出でたるに、前栽《せんざい》の露はこぼるばかり濡れかかりたるも、いとをかし。透垣《すいがい》の羅文《らんもん》、軒《のき》の上などにかいたる蜘蛛《くも》の巣のこぼれ残りたるに、雨のかかりたるが、白き玉をつらぬきたるやうなるこそ、いみじうあはれに、をかしけれ。

（第一二六段）

九月のころ、一晩中降り続いた雨が、今朝は止んで、朝日がパッと明るく顔を出したのに、庭の植込みに置いた露は、まるでこぼれるほどにぐっしょり濡れているのも、非常に趣がある。透垣《すいがい》の羅文《らんもん》や軒の上などに張り渡した蜘蛛《くも》の巣の破れ残っているのに、雨滴の落ちとまったのがまるで真珠をかがったように見えるのは、たいそう風情があっておもしろい。

九月、今の十月のころのことでしょうか。
一晩降り続いた雨。その翌朝の庭先の様子。
軒先にかかった蜘蛛の巣の糸の破れかかったものに
雨のしずくがかかり、真珠を連ねたように見え、
とても素敵だと清少納言は記しています。
そういえば、子供のころ、雨上がりの庭は、
私のお気に入りの一つでした。庭にある草花の葉に、
丸く丸くコロコロしている水滴。わくわくしながら眺めていました。
夏の庭では、ちょっと膨らんだ桔梗の花の蕾がお気に入りでした。
その蕾を、ちょっと摘んだときにはじける音。クシャッとつぶれた蕾。
花が綺麗に開かなくなるのではとドキドキしながら、
あのはじける音が聞きたくて…。全部、つぶしたりして…。

それでも、綺麗に涼しげに花開いたとき、
ホッとして机に飾ったりしていた私。
何が、あんなに楽しかったのだろう。
何が、あんなに胸躍る気持ちにさせたのだろう。
今回、枕草子のこの段を読み、
私は、庭で桔梗の蕾をつぶすことに心奪われていた子供のころ、
草花の水滴の美しさに心奪われていた
子供のころの自分を思い出しました。
貧しく、物質的には恵まれていなかったのですが、
そのようなことを意識することもなく、
自然の中で、私はとても幸福でした。
経済優先主義。豊かさとは、いったい何でしょうか。

東京八王子で、開局するようになり十六年がたちました。
当初は処方せんを、1枚、2枚と受ける薬局。
一日10枚を超えることもなく、
番長皿屋敷薬局なんてふざけて言っていた日々。
それでも、日がたつにつれ薬局を訪れてくださる患者さんも増え、
やっと経済的に安定してきました。
地域医療を支える薬局になりたい。
仲間の薬剤師とともに、勉強会を開いて頑張っているつもりでした。
二〇一一年になり、近くに大資本の薬局が2軒開局しました。
1軒は、当薬局の真正面。広い待合室。キッズルーム。
感染症の患者専用の待合室。理想的に見える薬局です。
患者さんにとっては、薬局を選ぶときの選択肢が増えてよかったとい

うことになるのでしょう。
うちは、選ばれる薬局になるために、いったい何をしたらいいの…。
こんな経験をされている個店の薬局さんも多いのでしょうね。
でも、これは薬局に限ったことではありません。
電気屋さんも、肉屋さんも、魚屋さんも…。
どのようにしたら、個店は生き残っていけるのでしょうか。
知恵は、出てきません。
でも結局、眼の前の患者さんに真剣に向き合い、
今、薬剤師として精一杯できることをする。
それしか、無いようにも思えます。
開局したころ、一枚の処方せんに感謝し、
できる限りのことをしようと頑張った日々。

ＯＴＣ薬の購入のために来局された方に、
少しでも薬について知っていただきたいと、頑張っていたあのころ。
昔、医薬分業は、薬剤師の悲願。
多くの先人薬剤師が見たら、今の医薬分業のあり方を
どのように見られるのでしょうか。
調剤は、機械に任せて、完全自動化。一包化された薬剤。
ちゃんと入力して、機械がすることだから間違いないはず。
患者さんを待たせたら悪いから、確認なしでお渡し。
効率を考えたら、毒薬も自動分包機にセット…。
間違いに、気づいても知らんぷり。
同じ薬剤師として、恥ずかしく、
やりきれなくなる出来事が報道されました。

すこし日たけぬれば、萩《はぎ》などのいと重げなるに、露の落つるに、枝うち動きて、人も手触れぬにふと上様《かみざま》へあがりたるも、いみじうをかし、と言ひたることどもの、人の心には、つゆをかしからじと思ふこそ、またをかしけれ。

（第一二六段）

すこし日が高くなると、萩《はぎ》のひどく重たそうなのが、露が落ちると、枝が不意に動いて人が手も触れないのにピンと上の方に起き上ったのも、たいそうおもしろい、とこんなふうに書いて来たことどもも、他の人にはちっともおもしろくないだろうと思うのが、またおもしろい。

萩の枝の動きなど、人の世界から見たら小さな出来事。

もしかしたら、三・一一のプレートの動きも
地球から見れば小さな出来事かも知れません。
でも、人にとっては、決して忘れてはならないこと。
一瞬にして、多くのものを無くされた方々。
その中から新たな生活を築き上げなければならない大変さは、
想像を絶するものがあります。
日本は経済的に貧しい国になっていくのでしょうか。
経済的な豊かさ。お金、お金、お金。
萩の花に降り注ぎたまった水滴。
その重さに枝が動き、水滴をはねのけるように…。
経済偏重の世の中から、価値観を変えるべきだと、
世の中が動きだそうとしているようにも思えます。

たとえ経済的に貧しくても、心の豊かさを無くしたくないものです。

桔梗の花の蕾。あの小さなはじける音。ポン。
私は、桔梗の蕾で幸福になれる子供だった。
私は、草の上の露で幸福になれる子供だった。
いつから、それを忘れてしまったのだろうか。
ねえ、桔梗の根を煎じて、痰と一緒に悪いものを吐き出して
一から出直しませんか。医薬分業は、国民のために大切なこと。
経済的な問題ではなく、薬の有効で安全な使用のために。
こう胸を張って言えるような医薬分業のために、
あと少し、頑張りたいと思います。

（二〇一一年十一月記）

23. あうんの呼吸／雪のいと高う降りたるを…

雪のいと高う降りたるを、例ならず御格子《みかうし》まゐりて、炭櫃《すびつ》に火おこして、物語などして集りさぶらふに、（宮）「少納言よ、香爐峯《かうろほう》の雪、いかならむ」と、おほせらるれば、御格子上げさせて、御簾《みす》を高く上げたれば、笑はせたまふ。

人々も、「さることは知り、歌などにさへ歌へど、思ひこそ寄らざりつれ。なほ、この宮の人には、さべきなめり」と言ふ。

（第二八四段）

雪がとても高く降りつもっているのに、いつものようでもなく、御格子《みこうし》をおろしたまま、炭櫃《すびつ》に火をおこして、私たち女房が話などして大勢かたまって御前にはべっていると、(宮)「少納言よ、香炉峯の雪は、どんなでしょう」と、おおせになるので、御格子を上げさせて、御簾《みす》を高く上げたところ、わが意を得たように大笑いになる。人々も、「そんな詩は誰でも知っており、歌などにも歌うけれども、思いも寄らなかった。やはり、この中宮にお仕えする女房としては、しかるべき人のようだ」と言う。

これは、中宮定子と清少納言の謎解きの問答だとされています。
雪が降った日に、雨戸を下ろして火鉢にあたっているところで、
中宮定子の「香炉峯の雪はどうかしら」との問いかけに、
「白氏文集」の詩の一節
「遺愛寺の鐘は枕をそばだてて聴き、香炉峯の雪は簾をかかげて看る」
をふまえての問いだととらえ、
清少納言は、簾を高くかかげて、雪景色を見せました。
中宮定子にとってまさに、満足のいく行動であったのでしょう。
清少納言がこの詩を知っているのはもちろんのこと、
中宮定子からの問いかけに、言葉ではなく行動で示す。
その詩を知っているだけでなく、わかって理解しての行動。
思わずほほ笑みたくなってしまうそんな雰囲気が、

生き生きと描かれています。
同じ情報を持ち、あうんの呼吸。
息が合うとは、こういうことをいうのでしょうか。

薬剤師から医師への疑義照会…。
もちろん病院薬剤師と薬局薬剤師との関係も、
あうんの呼吸といけたらいいのですが…。
初めて来局された患者さんが保湿剤の処方せんを持参されました。
手が赤く少し腫れた感じで、親指と人さし指にかけて
手の皮もはがれているようです。ひどい手荒れといった感じです。
しかし、次回、持参された処方せんには、
保湿剤と、抗がん剤のゼローダ錠の記載。

患者さんは、大腸がんで、病院で抗がん剤の点滴を受けていました。
点滴が一通り終了してからは、ゼローダ錠の内服に変更になり、
1回目は病院から院内処方で、
2回目は、どこの薬局にでもあるわけではないと言われたので、
病院の近くにある薬局で調剤してもらったとのこと。
次の処方は、手荒れの薬だけだったので、
家の近くの当薬局を利用されました。
抗がん剤は休薬期間中なので、初回質問表で服用中の薬は、
「なし」に○印を記したとのことでした。
抗がん剤の治療経過や治療方針の情報について、
医師や病院薬剤師と共有できていれば…。
初回来局時の、「手荒れ…。スキンケア説明」と、

あくまで一般論で記載された薬歴の内容、
保湿剤という薬の情報からだけの服薬指導。
それらがすべてむなしく思えてしまいます。
最初の、「どうされたんですか…」との問いかけに、
「手がね…」で終わってしまった薬局でのやりとり。
患者さんも、手足症候群について副作用として
説明があったであろうに…。
なぜ、初回、質問表に「飲んでいる薬は無い」と記載したのか。
せめて、休薬期間ならば、「現時点で飲んでいる薬は無い」が、
抗がん剤のゼローダを…。と、薬局に伝えてくれたら、
初回対応は、大きく異なっていたでしょう。
果たして症状は、手だけでしょうか…。足は、どうでしょうか。

手も、単なる手荒れ症状と理解するのではなく、
しびれや痛みに関することも確認していたでしょう。
確かに、市中の薬局では、
抗がん剤を在庫していない場合の方が多いでしょう。
でも、「薬を置いていないのでは…」との在庫についての病院での話は、
市中の薬局は薬の情報がなく、
きちんとした対応ができないので、大きな門前薬局で
調剤してもらった方がよいと言われているように聞こえてしまい、
町の小さな薬局が否定されたように思えてしまうのは、
私の考えすぎでしょうか。

来局されるのは、疾病を抱えた患者さんです。

患者さんの疾病が進行し、来局できなくなったとき、
自然に居宅を訪問できたらと考えています。
お薬手帳や、様々な情報提供書を、
患者さんに関わるすべての医療関係者が共有するのが
当たり前になってほしいと願っています。
抗がん剤の処方せんを受けた場合は、
がんの告知の有無を確認しながら、患者さんのがんに関する
知識レベル、抗がん剤の治療をどう考えているのか、
さらに患者さんの疾病に対する意識、死生観、
経済的な問題なども知り、薬剤師の自分の考えを
押しつけたりしないように慎重に対応することが大切です。
化学療法のレジメンも複雑になっています。

がん治療に関するガイドラインの内容をふまえ、治療上の位置づけを理解し、各種副作用対策がなされているか、さらに効果や副作用などの発現の個人差も考慮し、対応できる薬剤師を目指したいと思います。

ガイドラインは心得…

薬剤師としてガイドラインの内容を知り、それからはずれた治療など疑問を感じた場合、疑義照会などの行動につなげ、でも決してガイドラインの内容に振り回されないで、一人ひとり個別的存在である患者さんと向き合いたいと思います。

（二〇一二年二月 記）

24. 赤い粒。白い粒／くちをしきもの…

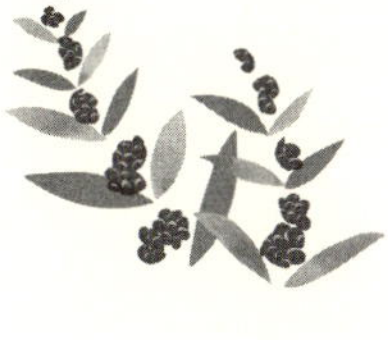

くちをしきもの

五節《ごせち》、御仏名に、雪降らで、雨のかきくらし降りたる。

節会《せちゑ》などに、さるべき御物忌《ものいみ》のあたりたる。いとなみ、いつしかと待つことの、さはりあり、にはかにとまりぬる。遊びをもし、見すべきことありて、呼びにやりたる人の来ぬ、いとくちをし。

（第九四段）

残念なもの

五節《ごせち》、御仏名《おぶつみよう》に、雪が降らないで、雨がうっとうしく降った時。節会《せちえ》などに、重い宮中の物忌がぶつかった時。せっせと準備して、早く早くと待ちあぐねていた催しが、故障があって急に中止になった時。一緒に遊びたかったり、または見せたい物があって呼びにやった人が来ないのは、とても残念だ。

残念でがっかりするもの。
自分の思い通りにならないことは、たくさんあります。
天気や相手の都合などいろいろ。早くから準備を整え、
その開催などを待ちわびていたものが急に中止になることも。
昨年。三・一一。その後、多くの催し物が中止になりました。
各種学会や地方でのお祭り。花火も中止。
でも中には、検討の末、開催し多くの人に、
つかの間の安らぎを与えてくれた花火やお祭りもありました。
二〇一一年三月一一日。
私は、ドラッグストアショーの開催場所である幕張メッセにいました。
展示場のライトが大きく音を立て、火花を散らす光景は、
今も記憶の中にあり、その恐怖を忘れることはできません。

駐車場に避難しましたが、後の余震で、水が吹きあがってくる液状化。
帰宅難民となったあのとき…。
ドラッグストアショーは、初日で中止になりました。
二〇一二年、三月一六日〜一八日。
準備万端整えて、ドラッグストアショーが開催されました。
一年が経ちました。
同じ会場に立ち、タレントさんと薬のクイズに興じながらも、
やはり地震が起こったらとの恐怖が脳裏をかすめます。地震と津波。
なぜ、神様はこのような残酷なことをなさるのか。
と、言いたくなるほどの恐怖や絶望にさらされた方々のことを思えば、
私が受けた震災の恐怖など、微々たるものです。
でも、震災を不幸な出来事だけに終わらせてしまわないで、

次につなげる知恵にしていくことが大切です。

阪神淡路大震災。緊急の医療の必要性が少なくなり、
救護所での医療も高血圧や糖尿病の薬など、
今まで服用していた薬と同じものを求めて訪れる人が増えて行く中で、
カルテも何も無い体育館の片隅でできる最低限の医療。
それは、今まで服用されていた薬と同じ薬を提供することでした。
しかし、患者さんの多くは、薬の名前もわからず、
赤い粒。白い粒といった認識。この出来事が、
お薬手帳の普及と調剤報酬での評価につながることになりました。
その後も、様々な天災が起きるたびに、
お薬手帳の大切さが、高く評価されることになりました。

24. 赤い粒。白い粒／くちをしきもの…

今回の震災でも、お薬手帳が役立ったことが報道されていました。
使用中の薬の名前が記載されたお薬手帳は、
継続した医療の記録でもあり、とても重要な情報です。
しかし、手帳の内容については、使用中の薬の名前だけが
記載されていればよいというものではありません。
どのような薬がよく効いたのか、
効きすぎて副作用が問題となったのか。
そんな、生体への薬の影響が記載されていたら。
薬の影響の個人差を知ることができます。
お薬手帳に個人の情報が記載されたとき、
より重要な情報として息づいてきます。
そして医療用医薬品のみの記載に留まらず、

ＯＴＣ薬やサプリメントの使用についての記載もとても重要です。
歯の痛みで、ＯＴＣ薬のアスピリンを服用して、その後、歯科で抜歯。
抜歯前７日以内のアスピリンの服用は、出血に注意が必要です。
ＯＴＣ薬のアスピリンがお薬手帳に記載され、
歯科医に見せ、抜歯を受けたら…。
より適切な対応がとられたことでしょう。歯が痛い、頭が痛い。
痛み止めの購入のために、薬局を訪れた人が、
お薬手帳を見せて相談してくれたら…。
もし、その手帳に、抗凝固薬や血小板凝集抑制薬が記載されていたら、
鎮痛剤の選択は、血液凝固系に影響が少ないものを選択すべきです。
もちろん、頭痛が、脳内出血など関係していないか、
血圧が高くないかといった検証も大切です。

出血に対する注意は、その薬の主作用としての位置付けだけでなく、
ＥＰＡ製剤やＳＳＲＩなど出血の副作用がある薬の名前が
記載されていないかの確認も大切です。
もし、その手帳に気分調整薬のリチウムが記載されていたら、
腎機能に影響を与えにくい痛み止めの成分を選択すべきです。
腎機能障害があるときに、薬用量の調節が必要となる薬剤服用中の
患者にとってNSAIDsの使用は慎重でなければなりません。

でも、いつからか薬剤師は、
医療用医薬品が専門の、調剤に関与する薬剤師。
ＯＴＣ薬に関与する薬剤師というように、
境界をつくるようになったのか。

調剤をしている薬剤師はＯＴＣ薬について知らなくて当然という
態度をとってきたように思います。
薬剤師は化学物質の専門家。
医療用医薬品もＯＴＣ薬もサプリメントも、
一人の患者を中心に薬剤師が専門的知識を持って検討すべき内容です。

口惜しきもの。
ちょっとサプリメントのことを尋ねたら、
「そういうことはドラッグストアで聞いてください」との返事。
「お薬手帳を見て対応してくれる薬剤師に会ったことが無い」なんて、
クレーム。

（二〇一二年六月 記）

25. 愛を添えて／上にさぶらふ御猫は…

上《うへ》にさぶらふ御猫は、かうぶり得て命婦《みやうぶ》のおとどとて、いみじうをかしければ、かしづかせたまふが、端《はし》に出でて臥《ふ》したるに、乳母《めのと》の馬《むま》の命婦、「あな、まさなや。入《い》りたまへ」と呼ぶに、日のさし入りたるに、ねぶりてゐたるを、おどすとて、「翁丸《おきなまろ》、いづら。命婦のおとど食《く》へ」と言ふに、まことかとて、しれものは走りかかりたれば、おびえまどひて、御《み》簾《す》の内に入《い》りぬ。

（第六段）

帝御寵愛《みかどごちょうあい》の猫は、五位の位を頂いて命婦《みょうぶ》のおもとと呼ばれて、ひどくかわいらしいので、帝も撫でいつくしんでおられる、その猫がある日、お部屋の端の方に寝ているので、お世話掛りの馬の命婦が、「まあお行儀の悪い。おはいりなさい」と呼ぶけれども、日向《ひなた》ぼっこをきめ込んで眠っている。一つおどかしてというつもりで、「翁丸《おきなまろ》、翁丸は何してるの。この悪い子の命婦のおもとを噛んでやりなさい」と言ったところが、冗談とは知らず、この馬鹿者は飛びついて行ったので、猫はおびえて、あわてふためいて御簾の中に逃げ込んだ。

天皇に仕える猫。
位までもらい、乳母（世話係なのでしょうね）までいる。
枕草子を読む限り、猫は、こんなに大事にされているのに、
それに比べて、犬の扱いはなんということでしょう。
乳母にけしかけられ、猫に噛みつこうとした翁丸（犬）は、
その後、死ぬほど打たれることに…。
何気無い、日常ですが、断然犬派の私としては、
なんだか釈然としないものが残ります。
でも、死ぬほど打ちたたかれた翁丸も、捨てられてももどってきて、
やさしくされ、鳴くと話は続きます。

薬。病める人を救ってくれる薬。

でも、副作用が出ると、薬は怖い！　と、
あたかも悪者のように言われます。
そして、重大な副作用が発生すると、それこそ総バッシング。
薬が販売中止になることも。なんだかやるせなくなります。
私も、いわれも無い、誤解からバッシングを受け、
再起不能なほど落ち込むことがあります。
それでも、誰かが理解をしてくれていれば救われます。

副作用により、重大な後遺症を残された方。命までなくされた方。
このような情報に接したとき、薬剤師は、何をすべきなのでしょうか。
翁丸を打ち続けた人たちのように。薬の怖さを強調し、
薬を使用できないようにすることでしょうか…。

決して、そうではないはずです。

薬剤師がすべきことは、薬の適正使用の推進。苦しむ人を、薬で救う。

副作用を、できるだけ少なく、副作用の早期発見に努めること。

薬剤師こそが、最大の薬の理解者でなければならないはずです。

でも、日常業務は…。ときに、カラカラ、カラカラ、

音がするほど空回りすることがあります。

パーキンソン病の専門医からの指摘。

「初めてパーキンソン病と診断され、治療が開始された患者。

病気に対する不安でいっぱいの患者。

処方された薬に対する薬剤師からの説明は、精神神経系の副作用と、

それらを列挙したお薬の説明書の提供。

結局、それら副作用に対する恐怖から服用拒否。
薬剤師の、お薬説明は、薬害ですよ…」副作用の説明のまずさ。
薬を服用することの意味を強調しない説明のまずさ。
薬の情報提供だけで、アップアップの現状…。
薬剤師として、薬物療法の位置づけと、薬剤師の情報提供が
患者の行動にどのようにつながる可能性があるのか、
真剣に考え行動する必要があります。
ただ、患者の服薬拒否は、薬剤師の責任だけで、
かたづけられるものではないように思います。

薬の本来の役割。薬に対する理解力。
それらの基礎教育が社会で、学校でなされていないことも問題です。

薬の副作用が問題となったとき、マスコミは、

薬のバッシング。

こんな怖い薬を許可していることが問題だ…。の、情報の氾濫。

これで、どうして安心して薬が使用できるでしょうか。

薬は、できるだけ飲みたくないのよね…。副作用が怖いでしょ。と、

根底にある患者の声。

薬の副作用は、恐れるものではなく、

注意し気を付けて使うための情報です。

薬を使用するときは、服用前の体と、服用後の体の変化を

注意深く観察し、何か違ったことがあったら、

医療関係者に伝えること。これが薬を使用するときの基本的姿勢です。

この基本的姿勢が、患者にあってこその服薬指導です。

心房細動。心臓にできた血液の塊。
それが脳の血管に詰まって引き起こされる脳塞栓症。
脳塞栓を防ぐための薬は、血液凝固阻止薬（抗凝固薬）。
でも、抗凝固薬は管理が難しいから、血小板凝集抑制薬に変更…。
それでは、脳塞栓予防につながりません。
「抗血小板薬の処方を受けても、薬剤師としては、
抗凝固薬に変更した方がよいのでは…。と、いった疑義照会は、
なかなかできません。医師に失礼では、と、考えてしまうので…。」
との、私の発言に医師からの鋭い指摘。
「医師に失礼…。そんなことより、疑義照会しないことは、患者に
失礼ですよ。薬剤師としての役割を果たしていないのですから…。」
心に、ぐさりと刺さりました。

薬剤師の日常業務のすべてのベクトルの先が、
患者に向けて行われたとき、薬剤師はチーム医療の中で
次のステップに入ることができるのではと思います。
化学物質に、正確な情報と、
患者への愛を添えて届けることができる薬剤師になりたいと思います。

それにしても、記録として残る最古の猫の名前が
「命婦のおもと」とは…。
猫の名前は、やはり〝たま〟がいいんですが…。

（二〇一二年八月 記）

26. やはり顔／説経の講師は…

説経《せきょう》の講師《かうじ》は、顔よき。講師《かうじ》の顔を、つとまもらへたるこそ、その説くことの尊《たふ》とさもおぼゆれ。ひが目しつれば、ふと忘るるに、にくげなるは罪や得《う》らむとおぼゆ。このことは、とどむべし…。

（第三〇段）

説経の講師《こうじ》は、美男子なのがよい。夢中になって、ひたと講師の顔を見守っておればこそ、その説き聞かせる仏法のありがたさも感得できるというものだ。よそ見していると、聞いたことも途端に耳から耳へと筒抜けになるから、顔のみにくい講師の説教を聞くのは、不信心の罪をおかすことになろうかと、心配に思われるのだ。いやいや、こんなことは書くべきではない。

極楽浄土、仏につながるための説法。そんな説経をする僧侶は、顔がよい方がいい。と、清少納言は記しています。

美しい顔なら、じっと見つめ集中できるのに、美しくないとよそ見をしてしまい…。

あらすごいことを、直球で書いていいのかしら、なんて気取ってみても、やはり、本音は美しい方がよいに決まっています。

顔じゃなくて、心よ。なんていくら言われても、やはり顔。

時代劇を見ていても、悪役は、決まって怖い顔。悪人面。

美しく柔和な顔が、善。あの、シラノ・ド・ベルジュラックも、美形だったら、あの苦悩はなかったはず。

これは、今も昔も変わりないようです。

現在は、美しくなるための技術にあふれています。
以前、アメリカに留学されていた形成外科の医師が、
腕を磨くために囚人に美容整形をすると、
美容整形を受けた人の再犯率が低下するのです。
と、言われていたのを思い出しました。
美しくなるための努力。それは周りによい印象を与えたいため。
それは、自分自身を満足させるため。

若いとき、私は化粧が大好きでした。
アイラインを引き、アイシャドーを塗り。
当時、アイドルだった天地真理さんの真似をしたりしていました。
そのときの、私の美の基準は、多くの人に人気のある、

天地真理さんだったのです。
私は、いかに彼女に似せるか。洋服も化粧も、頑張って…。
今、思い返すと恥ずかしくなりますが、
娘が浜﨑あゆみさんに似たメイクをしているのを見ると、
思わず苦笑してしまいます。
でも、今、私がどんなに頑張って、若づくりをしても、
若い女性は、それだけで美しく、かなうわけがありません。
もう、すっかり諦め気分の私がいます。

先日、ラジオの仕事で、リハビリメイクで有名な、
メイクアップセラピストのかづきれいこさんとご一緒しました。
彼女から、化粧についてのいろいろなエピソードを伺いました。

心臓に疾患があり、冬になると顔が赤くなる彼女が、
それを隠すためにファンデーションを塗って登校したら、
化粧を落とすようにとの教師からの指導。
腕にアザや傷があり、それをファンデーションで隠したら…。
それは化粧ではない。でも顔は、なぜだめなの。
素朴な、疑問です。
がん末期のかづきさんのお母様、
お見舞いに行く彼女が、心配しないで、
病室から帰りやすいように、元気に見えるようにと、
かづきさんがお見舞いに行かれるときには、化粧をされていたと、
お母様亡き後、看護師さんが教えてくださったそうです。
相手のための、化粧。

話を伺っていて、目がしらが熱くなってきました。

今、かづきさんは、老人ホームで、あるいは更生施設で、
がん患者さんの会で。ボランティアで、元気に見える元気になる、
イキイキ見えるメイクを指導されているとのことでした。
自分を美しく見せるための、自己満足のための化粧であったものが、
私の中でイメージが限りなく広く深く変化していくのを感じました。

自分が病で苦しんでいても、化粧が明るい顔にしてくれたとしたら、
それで周りの人が安心してくれたとしたら、
こんな素敵なことはありません。
がん患者さんへの化粧などでのサポートが、

もっと広がることを願っています。

薬局で、患者さんに会うとき。元気を与えることができる顔とは。
元気を与えることができるまなざしとは、
元気を与えることができる声とは…。
薬局店頭に立つとき、元気に見えるメイクをしよう。
それは、もちろん女性だけでなく男性も、相手に好感を持って
もらえるように、眉の手入れなども行いたいですよね。

「離見の見」　　世阿弥

鏡に映った、私。もし、私が患者だったら、

私は、鏡の中の私から薬をもらいたいだろうか。
もちろん外見だけではなく…。
いつも、自分から離れて、自分を見つめる目を持ちたいと思います。
（二〇一二年十一月記）

27. 穴があったら／かたはらいたきもの…

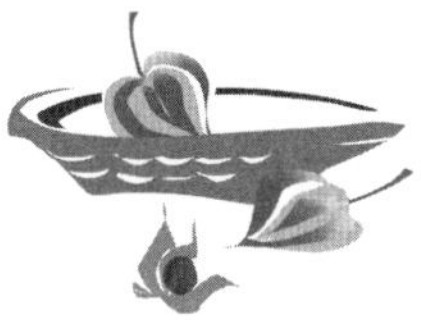

かたはらいたきもの

…まだ音《ね》も弾《ひ》きととのへぬ琴《こと》を、心一つやりて、さやうの方《かた》知りたる人の前にて弾く。

（第一〇一段）

いたたまれない感じのもの
…まだ音《ね》も弾《ひ》いて整えていない琴《こと》を、自分の心だけを満足させて、そちらの方面に通暁《つうぎょう》している人の前で弾くの。

よく知りもしないで、中途半端な薬の知識だけで、
患者に服薬指導している薬剤師。

かたはらいたきもの
…まらうどなどに会ひて物言ふに、奥の方《かた》にうちとけごと人の言ふを、
制せで聞く心地《ここち》。（第一〇一段）

いたたまれない感じのもの
…来客などに会って話をしている時に、奥の方でくつろいだ内輪話を
人がするのを、止めないで聞く気持。

患者が持参した処方せん。記載された薬がなくて、取り寄せるのに時間がかかることを説明してもらっているときに、調剤室から聞こえてきた声。

「○○薬局に聞いてみたけど、置いてないそうです。あと、どこの薬局ならありそうですかね…。」

「こんなジェネリック、他の会社のものに変えてもらった方がいいんじゃないですか…。」

「こんな特殊な薬、門前の薬局で調剤してもらえばいいのに…。」

誤解が無いように記載しておきますが…。

この会話は、私の薬局ではなく、私が患者でした。

かたはらいたきもの

…思ふ人のいたく酔《ゑ》ひさかしがりて、同じ事したる。　（第一〇一段）

いたたまれない感じのもの

…自分の思っている人がひどく酔ってえらそうにふるまって、同じことを繰り返しているの。

最終電車の酔っ払い。ネクタイもほどけて、

シャツもズボンからはみ出して…。大声でわめいている人。

この人にも、この人を愛おしく思っている家族が…。

みんな誰かに愛されている人達。

27. 穴があったら／かたはらいたきもの…

どうか、夫や息子がこんな醜態をさらしていませんように。
愛おしい人が、認知症になったとしたら。
それを取り繕うことすらできないほどに病状が進んだら…。
私は、それを受け入れ、一緒におだやかな時間を過ごすことができるだろうか。

かたはらいたきもの
…聞きゐたるをも知らで、人の上言《うへ》ひたる。それは何《なに》ばかりならぬ使《つかひ》人《びと》なれど、かたはらいたし。

（第一〇一段）

いたたまれない感じのもの

…そばにいて聞いているのをも知らないで、人のうわさをしているの。それはたいした身分の人でもない使用人であるけれど、いたたまれない感じがする。

人のうわさ。褒めることならいいのでしょうが…。

やはり、悪口はいけないですよね。悪口を言っているときの顔。きっと、醜い顔をしているのでしょうね。

薬局で知り得た患者情報。実習生でも守秘義務は、厳格に守ること。自宅に帰って、「そう言えば、Mさんって、お母さんの友達だったよね。あの人、乳がんかも知れないよ。今日、処方せん持ってきたから…」

こんな噂話は、もってのほか。
刑法第一三四四条（秘密漏示）、「医師、薬剤師、医薬品販売業者、助産師、弁護士、公証人又はこれらの職にあった者が、正当な理由が無いのに、その業務上取り扱ったことについて知り得た人の秘密を漏らしたときは、6月以下の懲役又は10万円以下の罰金に処する。」
薬剤師が話す患者さんの噂話は、
はずかしいどころか法を犯す行為です。

かたはらいたきもの
…旅立ち所近き所などにて、下衆《げす》どものざれかはしたる。（第一〇一段）

いたたまれない感じのもの
…外泊をしている家の近い所などで、下男《げなん》たちがふざけ合っているの。

薬局で、調剤ができるのを待つ間。
手持ち無沙汰の他のスタッフが、無駄話をしていたり、
携帯のメールを打ったりするのを見てたら、
患者さんにとっては、やはり不愉快ですよね。

かたはらいたきもの
…にくげなるちごを、おのれが心地にかなしと思ふままに、うつくし

み遊ばし、これが声のまねにて、言ひける事など語りたる。（第一〇一段）

いたたまれない感じのもの

…かわいげのない乳呑児《ちのみご》を、自分の気持で痛切にかわいいと思うのにまかせて、かわいがり遊ばせ、その子の声色《こわいろ》をまねて、言ったことなど話しているの。

これは…。いいじゃないですか…。

でも、夫にはじめてなついた犬のルイ。

夫が、ルイに話しかけている様子は、かたはらいたしです。

かたはらいたきもの

…才《ざえ》ある人の前にて、才なき人の、物おぼえ顔に、人の名など言ひたる。

（第一〇一段）

いたたまれない感じのもの

…才学のすぐれている人の前で、才学のない人が、物知り顔に、古人の名など言っているの。

イヤー！　穴があったら、入りたくなることがありました。

一所懸命服薬指導したら、著名な医師だった。

その隣で、微笑んで見ていた奥さまは、なんて思っていたのだろうか。

かたはらいたきもの
…ことによしともおぼえぬを、わが歌を人に語り聞かせて、人のほめし事など言ふも、かたはらいたし。
（第一〇一段）

いたたまれない感じのもの
…とりわけてよいとも思わないのに、自分の歌を人に話して聞かせて、人がほめたことなど言うのも、聞いてはいられない感じだ。

ねえ！　今度テレビに出るんです。
ねえ、今度週刊誌に載りますから…。
自慢。有頂天になって…。

でも、こんな発言も、人によって受け取り方は、様々。
「見ましたよ、よかったですね。」
おだてられると、木に登ってしまう私。
「いい気になって、あの発言はないですよ。
見ていてはずかしくなりました…。」
どうか、こんな話は、私に聞こえないところでお願いします。

（二〇一三年二月 記）

28. 使命／うれしきもの…

うれしきもの

物合《ものあは》せ、何《なに》くれのいどむ事、勝《かち》なる、いかでかうれしからざらむ。また、いみじうわれはと思ひて、知り顔なる人、はかり得《え》たる。女などよりも、男《をとこ》はまさりてうれし。これが答《たふ》はかならずせむずらむと、常に心づかひせらるるもをかしきに、いとつれなく、何《なに》と思ひたらぬさまにて、たゆめ過ごすもをかし。にくき者のあらき目見るも、罪は得《う》らむと思ひながらうれし。

（第二五四段）

うれしいもの

物合《ものあわ》せとか、何やかやの勝負事で、勝《かち》なのは、どうしてうれしくないことがあろうか。また、ひどく自分こそはと思って、何でも知った顔をする人を、だますことができたの。女などよりも、男の場合はいっそううれしい。相手はこの仕返しは必ずしようとするだろうと、こちらも自然いつも気をつかわずにはいられないのもおもしろいのに、相手のほうでは、全くそ知らぬ顔で、何とも思っていない様子で、こちらを油断させて時を過すのも、おもしろい。

にくらしい者があらっぽい目にあうのも、こちらが仏罰は得ているだろうと思いながらうれしいものだ。

うれしきもの。

勝負ごとに勝ったときはうれしいものである。
また、得意顔の人をだますことができたとき、
それが女よりも男だったらよけいにうれしい…。
憎らしい人が、ひどい目にあうのは、罰が当たるかと思うけれども、
それもうれしいと、清少納言は記しています。

勝負ごとに勝つことは楽しい。
子供がまだ幼かった頃、一緒にしたゲーム。
トランプ。双六。オセロ。ジェンガ…。
いつしか子供の方が強くなり、大人げなく必死に参戦。

28. 使命／うれしきもの…

人生もゲームなのだろうか。
勝ち組。負け組。経済的に豊かなのが勝者。貧しき者は敗者。
日本の政治は、まあまあと色々な人の顔が立つようにといった
調整政治が特徴だった。しかし、最近は過去との決別が重要だとか…。
悪と善。対立構造。なんと単純なことか。

ＯＴＣ薬のネット販売。
それを違法とする法律が無い。ネット販売を規制し、
既得権を守ろうとする薬剤師会などを悪とする報道。
「生活者の安全を守りたい。風邪薬を購入して、
覚せい剤を密造したグループが逮捕されたことがあります。
購入者に対して、風邪薬の購入に不審な点がないか確認するように

警視庁から通知が出されています。
たくさん飲めば自殺できる薬があります。
昔、『完全自殺マニュアル』といった書籍が販売され、
ＯＴＣ薬のことが詳細に記載されていました。
このような本がなぜ出版されるのか。
人の心の闇の部分に怖さを覚えました。
でも、今ではそんな情報はインターネット上にあふれ返っています。
一冊の書籍にあれだけ嫌悪感を抱いた私なのに。
ネット上の情報には、またかと呆れているだけ。
殺人に使用されたＯＴＣ薬もあります。
違法薬物使用へのゲートドラッグとなるようなＯＴＣ薬を
中学生や高校生に販売するときには、

身元などの確認を行うように通知が出ています。
私は、薬剤師として薬が適正に安全に使用されることを願っています。
だから、ネットでの販売は…。」と、思わず力説する私。
「薬を販売するときに、そんなこと気をつけている薬剤師って、
どれくらいいるの…。」驚きの目を向ける友人からの言葉。
息をのむ私がいました。反論できないのです。

一部の薬剤師は別として、薬剤師は店頭で薬を適正に安全に
使用してもらうために戦っていなかったのでは…。
改めるのに遅くはありません。
今日から薬局や店舗でのＯＴＣ薬販売に積極的に介入することが、
薬剤師として生きることにつながるはずです。

二〇一三年一月三十一日の朝日新聞。

「…調剤薬局栄えて医療保険制度が崩壊するということがないように

現政権に望む。」どこか悪意すら感じる記事。

私にとって、薬剤師にとって敵と思わせるもの。

どんな背景がこの記事の後ろにあるのだろうか。

これもゲームですか。弱者である、薬剤師は負けですか。

でも、国内でこれらのゲームをしているうちに、

ＴＰＰという名の下の勝負は、日本に何をもたらすのか…。

混合診療が認められ、皆保険は名ばかりのものになり、

保険会社が運営する大きな株式会社の病院が、

特区という限られた地区とは名ばかりの地域に乱立し、

28. 使命／うれしきもの…

医療は民間保険の中で制限され、
貧しき者は最低限の医療しか受けられない時代に。
医療は富める人、経済的に豊かな人のもの。
規制と自由。規制が悪。
よりよく生きて、よりよく死にたい。
多くの人が、ああ、これでよかったと思って
死をむかえられる世の中であってほしいと願っています。

「うれしきもの　健康寿命が高く、いい人生だったと思って
死を迎えられる、そんな日本に生まれたこと。」と、
言える道に日本が進むことを切に願っています。

遠き所はさらなり、同じ都のうちながら、身にやんごとなく思ふ人のなやむ聞きて、いかにいかにとおぼつかなく嘆くに、おこたりたる消《せう》息《そこ》得《え》たるもうれし。

（第二五四段）

遠い所はもちろんのこと、同じ都のうちながらでも、自分の身にとっては大切な人と思う人が病気であるのを聞いて、どうだろうか、どうだろうかと不安にため息をついている折に、快方に向っているという知らせをもらったのもうれしい。

病が改善する。それはだれでもうれしいことです。
病気にならないように、病気を早期発見できるように。

病気が重篤化しないように。

患者さんが副作用で苦しむことがないように。

その死が安らかであるように。薬剤師として関与していきたい。

「今でしょ…。」

薬剤師とは何かを考え、薬剤師としての使命を果たすのは。


（二〇一三年五月 記）

母　林カネヨの俳句

雑木山しづかに春の登りゆく

鯉の麩のくるりくるりと木瓜の花

花冷えや磨きぬかれし飛騨格子

ふらここや落ちてきそうな空を蹴る

母　林カネヨの俳句

庭の隅日ざしのまろぶ福寿草

春の雪籤買ひて夢ふところへ

花裏を過ぎ来る風のかんばしさ

散歩道ひそかに手折る梅一枝

陽のやわし鎮守の森の木の芽かな

はるか見ゆ重なる峯の斑雪

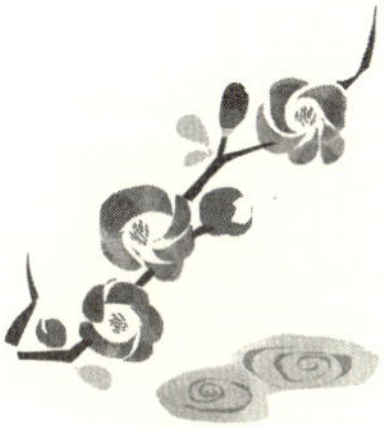

沈丁花宵の路地ゆく人の声

バラ抱きて幸せなふり誕生日

紫陽花に重ねた雨の一日かな

夏休みしかられ魔女を画く孫

夏の峡瀬音を立ててふくらみぬ

空缶を蹴り上げ行く子雲の峰

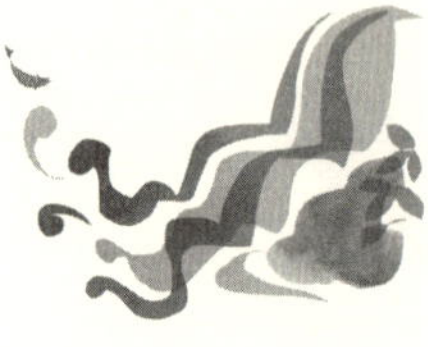

母　林カネヨの俳句

灯を消してよりバラの香の広がりぬ

新緑の小枝たわませリス遊ぶ

手花火や幼き孫に手をそへて

露天風呂銀河の道に近かづけり

鬼灯の硬さ袋に紅たまる

青き空花野は径のなきままに

秋鮭に水のすれあう音すなり

長き夜のかはるがはるの聞き上手

夕映に光り澄みたる式部の実

末枯の野を渡りゆく風白し

思ひ出をたたみて忘る秋扇

憩ひたる身に紅葉の染まるほど

古寺の庭一面に萩の露

夕暮れの川に沿ひゆく赤蜻蛉

雑木山冬枯て空広げおり

小春日や堂奥澄める仏の目

冬木立笈摺おさむ奥の院

奥能登の海鳴りこもる冬の宿

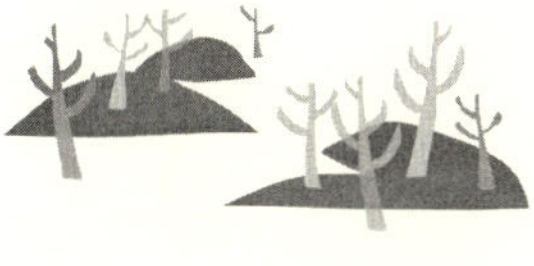

おわりに

本書を最後までお読みいただき、ありがとうございました。
自然や人や社会に向ける清少納言のまなざしは、
多くの人を優しさで包んでくれるようです。
色々な時代に生きた人が、枕草子に魅了され、読み継がれてきた…。
その内容の解釈は、それぞれの時代や、
人によって異なっているかもしれませんが、
人の神髄は変わらないように思います。
千年以上も前に書かれた、随筆…。そこにある、清少納言の
まなざしは、この国に連綿と受け継がれてきたものだと思えます。

枕草子は、今後も読み続けられ、
次の世代の人を魅了していくことでしょう。
受け継がれていく、命。生き続ける命。
生命の終わりは、肉体的な終わりを意味するのでは、ないのでしょうね。
私の命は、母と父から、受け継いだものです。
私の母は、すでに黄泉の国に旅立っていますが、
私の人としてのまなざしは、母、林カネヨから受け継いだものです。
私は、母のまなざしも、伝えたくて
本書に母の俳句を掲載させていただきました。
この母のまなざしを、私が受け継ぎ…、
そして子供たちが受け継いでくれることでしょう。

薬は、命に関係するもの。
薬剤師は、その薬を専門とする職業です。
薬剤師のまなざしは、いつの時代も人に向けた
限りない優しさに満ちたものであってほしいと願うとともに、
そんな薬剤師のまなざしを、
多くの人に知っていただきたいと願っています。

文学的素養が無い私が、このような書籍を形にできたのも
多くの枕草子に関する書籍があればこそです。
本書を発行するにあたり、
枕草子の転載を快く許可してくださいました
石田百合子氏、笠間書院の方に御礼申し上げます。

また、本書の発行を企画してくださった、
アルタ出版株式会社　高原まゆみ氏、渡辺和仁氏、多田亮氏、
『Farma Chugai』に原稿を書く機会を与えていただきました、
株式会社エニイクリエイティブ社長　高見沢秀幸氏、
中外製薬株式会社関係諸氏に厚く御礼申し上げます。
それから、あまり感謝の言葉を伝えたことのない、
当社のスタッフと、愛する私の家族に、
この場を借りて感謝を伝えたいと思います。

そして本書を手にとってくださったあなたに…

心を込めてありがとうございました。

薬剤師の読む枕草子

2013年 9月20日 第1版 第1刷発行

定　価　本体 1,200円（＋税）

著　者　堀　美智子©

発行者　高原まゆみ

発行所　アルタ出版株式会社　http://www.ar-pb.com

〒151-0063 東京都渋谷区富ヶ谷2-2-5 ネオーバビル402

TEL 03-5790-8600　FAX 03-5790-8606

ISBN978-4-901694-58-2 C0095